「老《ふ》け手《て》」解消!

手・腕に浮き出る血管はこうして改善する

阿保義久
Abo Yoshihisa

PHP

はじめに

「手の甲の血管がボコボコと目立ってきて、人に見られるのが恥ずかしい」
「腕の血管が気になって、夏でも半袖が着られない」
「血管の目立つ〝老け手《ふて》〟がイヤで、外出するのもおっくう」

このように、手や腕に浮き出る血管で悩んでいる方が、決して少なくありません。周りの人に相談しても「気にしすぎなのでは？」「年だから仕方ない」といった言葉で片づけられ、これといった対策も見つけられないまま、鬱々とした日々を送っている方も多いのではないでしょうか？

手の甲や腕に血管が浮き出てくるのは、「ハンドベイン」と呼ばれる現象です。病気を心配される方がいますが、病的なものは稀《まれ》で、ほとんどは加齢などによって起こる生理的な変化です。基本的には、放っておいて問題ありません。

しかし、気になる方にとってはかなりのストレスで、東京・北青山にある私のクリニックには、遠方からも治療を受けに来られる方がいます。

ハンドベインの治療を希望して当院を訪れる方の大半は女性ですが、男性もいらっしゃいます。「腕を出す仕事なので気になる」「孫に気持ち悪がられて悩んでいる」など理由はさまざまですが、男女を問わず、どなたもとても切実に悩んでおられるところが共通しています。

当院でハンドベインの治療を始めたのは、２００７年のことです。ある患者さんからの強い要望がきっかけでした。

その頃、当院では、日本ではまだ確立されていなかった下肢《かし》静脈瘤《じょうみゃくりゅう》（足の静脈瘤）に対する日帰りの血管内レーザー治療（ＰＡＲＴ３参照）が口コミなどで話題となり、治療に追われる日々を送っていました。

そんなある日、ピアニストの方から「手に浮き出た血管が気になるので、血管内レーザー治療で治してもらえないでしょうか？」という相談を受けたのです。正直なところ、私はかなり戸惑いました。

手や腕の静脈の拡張は、下肢静脈瘤と違って病気ではないので、治療対象として考えたことがありませんでした。痛みやしびれなどの症状が出ているならともかく、見た目が気になるという理由で医療行為を行うことには、やはり抵抗感がありました。そのため、最初はお断りしたのです。

ところが数カ月経って、その方が再び来院され、「どうしてもお願いしたいのです」と相談を受けました。私がお断りしたあと、治療できるところをあちこち探されたようでしたが、結局見つからず、困り果ててもう一度、私のところへ来られたということでした。お話を聞くうちに、その方にとって手の血管のふくらみがいかに大きなストレスになっているのかを痛感しました。そこで、実際に治療を行うかどうかはいったん保留し、手の静脈の治療について調べてみることにしました。

国内外の文献を調査したところ、アメリカでは手や腕の静脈が浮き出る症状を「ハンドベイン（hand〈手〉＋vein〈静脈〉）」と呼び、複数の医療機関で治療例が報告されていることがわかりました。さっそく、その中の数人の医師に連絡をとり、納得のいくまで説明を受けた結果、安全性については問題がないとの情報が得られました。

これなら大丈夫だと確信し、ピアニストの方に来ていただいてインフォームドコンセント（医師が患者さんに病状・治療方針を充分に説明し、患者さんが納得・同意してから治療を進めるという診療原則）を行いました。アメリカの治療例を見る限り、治療によるリスクは低いこと、ただし私自身に治療経験がなく、エビデンスも充分に揃っているわけではないことから、想定外の事象が生じる可能性が否定できないことを伝えました。すると、「それでも構いません」ということでしたので、治療を行うことにしたのです。

決して無謀だったわけではありません。下肢静脈瘤の治療法を、手の静脈の治療に応用することは、大学病院在籍中から血管外科を専門としてきた私にとって、技術的にそれほど難しいものではありませんでした。丁寧に治療を行えば、大きなトラブルが起こる心配もないという確信はありました。

ただし、初めての手術が、ピアニストの方の手ということで、より慎重に治療を行ったことは事実です。治療後に少しでも手や指に違和感が生じるようなことがあれば、ピアニスト生命に関わるからです。

結果は大成功でした。手の甲にボコボコと浮き出ていた血管が目立たなくなり、治療後の手の動きにもまったく支障がなく、とても喜んでいただけました。

それでも、このあとしばらくは、ハンドベインの治療を積極的には行っていませんでした。ハンドベインで深く悩んで相談に来られた方だけを対象に、細々と続けていた感じです。しかし、治療を続けるうちに、ハンドベインを解消することで、患者さんたちの幸福感が向上したり、精神面が安定したりする様子を何度も目の当たりにし、私の意識が少しずつ変わっていきました。

当院には、ハンドベインに限らず、さまざまな症状の方が来院されます。どのような患者さんも、多かれ少なかれ「心の問題」を抱えておられることは、以前から理解していました。時には心理的要因がきっかけで病状が進むこともあります。

ですから、精神的な側面や心理的な部分をサポートすることも、医療行為として非常に意義があると思っていました。そして、まさにハンドベインの治療がそれに該当することに、患者さんたちの変化を見て気がついたのです。

ハンドベインは医学的には問題のない症状ですが、治療を行って手の甲や腕がきれいになると、みなさん輝くような笑顔になり、その後の人生が一変する方もいらっしゃいます。そして、それが結果的に、心身によい影響を及ぼすことも珍しくありません。つまり、ハンドベインの治療は審美的な側面のみならず、間接的に健康の増進や生きがいの創出にもつながる可能性があるということです。

そのことに気づいてから、ハンドベインの治療を、医師である自分の大切な使命のひとつと考えるようになりました。

病気ではなくても、ほかの医療機関で対応してもらえない症状に悩んでいる方たちに対して、自分の持っている知識と経験、技術がお役に立ち、喜んでいただけるのであれば、私としても非常に充実感があります。なにより、患者さんの笑顔を見ると、私もとてもうれしくなります。

２０１０年からは、ハンドベインの治療に関する情報を公開するようになりました。一人でも多くのハンドベインに悩んでいる方たちに、解決する方法があることを伝えたいと思ったからです。

超高齢社会となったわが国の現状を考えると、これからの医療は病気を治すだけでなく、病気を予防し、加齢による衰えを改善することに、医学的な知識や経験、技術を駆使することが、とても大切だと私は考えています。一般に「予防医療」「アンチエイジング医療」と呼ばれるものです。

ただし、「予防医療」「アンチエイジング医療」においては、私たち医療者はあくまで脇役です。もちろん、相談を受ければ全力でサポートしますが、みなさん自身が自ら積極的に取り組んでいく意識が大切なのです。ハンドベインの改善・予防も同様です。

本書では、ハンドベインの症状や原因、治療法に加えて、家庭でできる改善法・予防法、さらには静脈を健康に保つ生活習慣など、自分で簡単に実践できるハンドベイン対策についても紹介しています。

本書の内容が、手や腕に浮き出た血管に悩んでいる方、あるいはそれを改善・予防したいと考えている方たちの笑顔につながる一助となれば、本当にうれしく思います。

阿保義久

「老《ふ》け手《て》」解消！手・腕に浮き出る血管はこうして改善する　目次

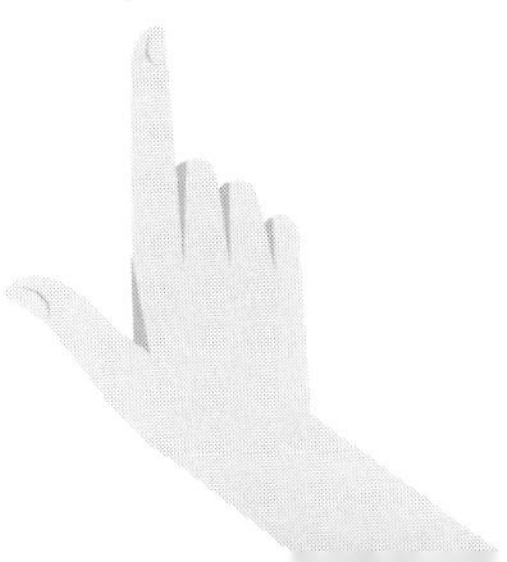

PART 2

ハンドベインの原因

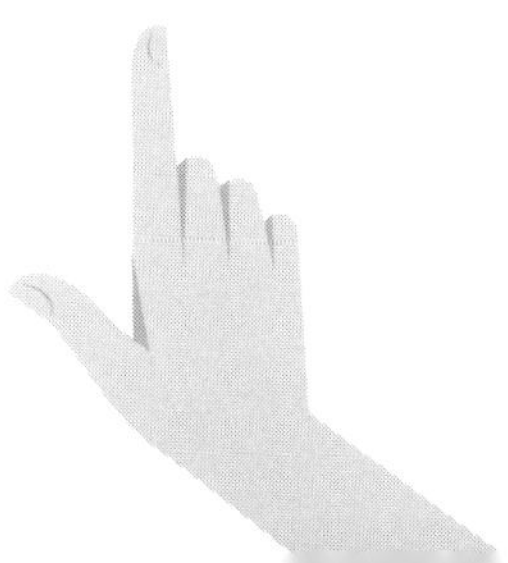

PART 3

ハンドベインの治療

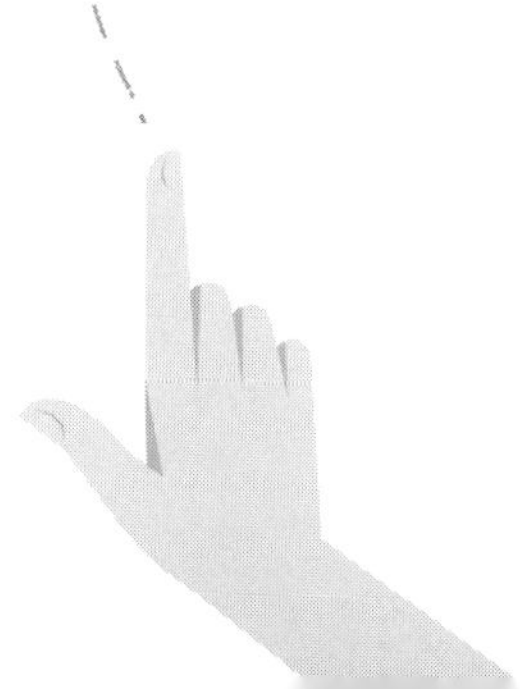

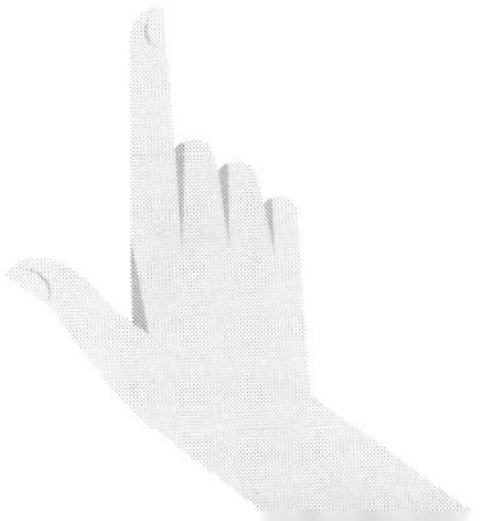

PART 5 静脈を元気にする毎日の習慣

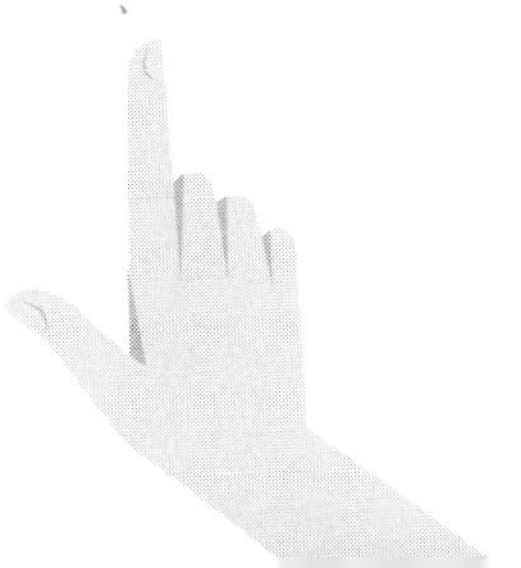

装幀◎村田 隆（bluestone）
装画◎河南好美
本文イラスト◎杉山美奈子
本文組版◎朝田春未
編集協力◎小林みゆき

PART 1

手や腕の血管が浮き出る「ハンドベイン」

ハンドベインは病気ではありません

加齢などにより手や腕の血管が浮き出てきます

「ハンドベイン」という名称を、初めて耳にする方が多いと思います。しかし、名前こそあまり知られてはいないのですが、ハンドベインは誰にでも起こり得る、ごく身近な症状です。

ハンドベインという言葉は、日本語に直訳すると「手（hand）の静脈（vein）」を意味し、手の甲や前腕の血管がふくらんで、ボコボコと浮き出てくる状態を言います。

病気ではなく、加齢などが原因で生じる生理現象のひとつで、50代以上の方なら、多かれ少なかれハンドベインが生じていることと思います。

若い世代でも、力仕事をしている方や極端にやせている方は、ハンドベインが生じている場合があります。

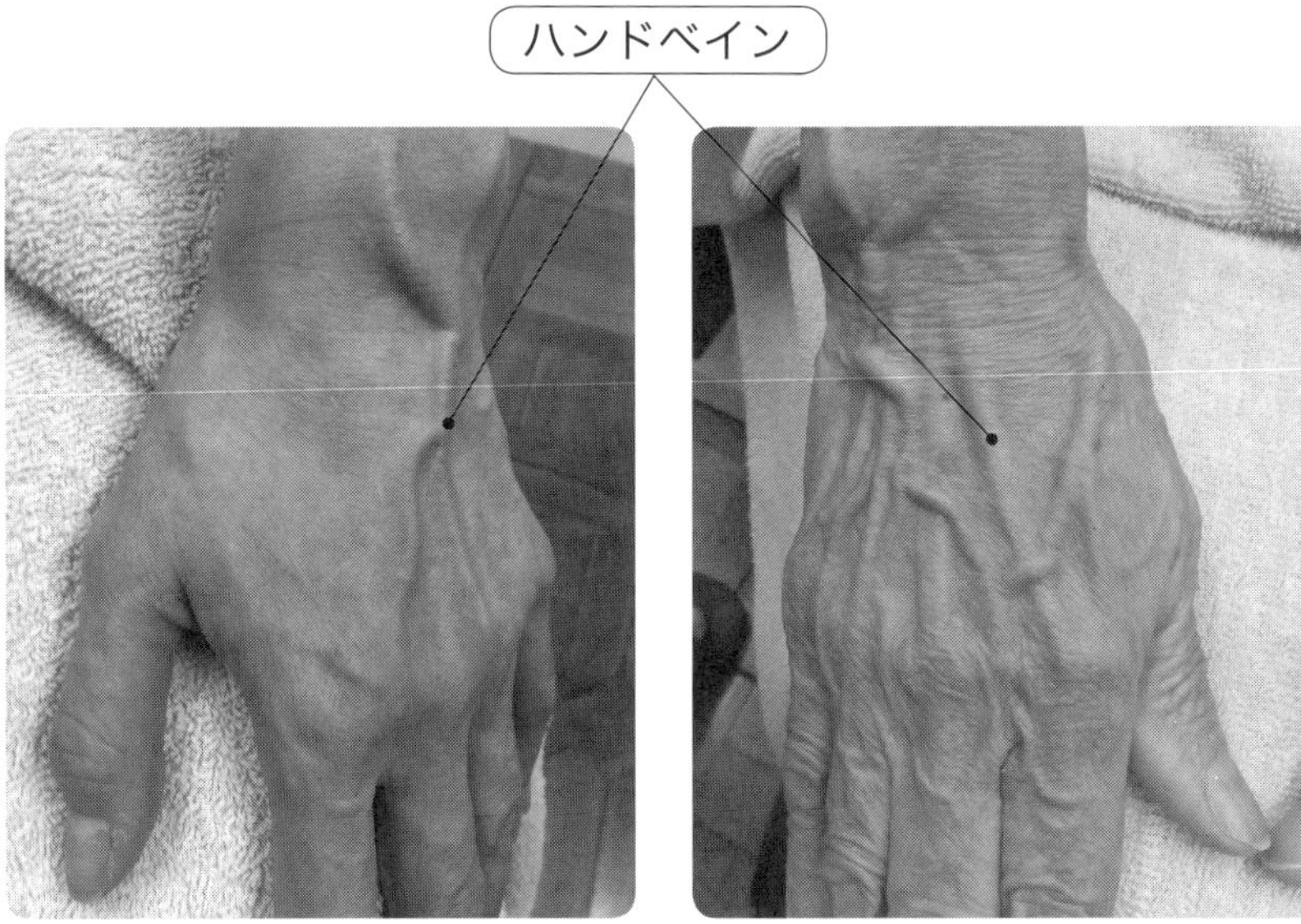

見た目が気になる方には切実な問題です

病的なケースも稀《まれ》にありますが、基本的には手の血管が浮き出ていても健康には影響しません。

もっとも大きな問題は、見た目です。見た目がどうしても気になるという方にとっては、非常に悩み深い切実な症状であることは、日々の診療で患者さんのお話を聞いているとよくわかります。

アメリカの論文の中には、「望まれない手の血管」「目も当てられない手の血管」といった表現で紹介されている場合もあるほどです。

ハンドベインは「静脈」が拡張して起こります

静脈は動脈より拡張しやすい性質があります

血管は「動脈」と「静脈」に大別されます。ハンドベインの方の手や腕に浮き出ている血管は「静脈」です。

動脈は、酸素と栄養素をたっぷり含んだ血液を、心臓から全身の細胞へ運ぶ役割を担っています。これに対して、酸素と栄養素を運び終えた血液を全身から回収し、心臓へ戻す働きをしているのが静脈です。

静脈は、動脈より血管の穴（内腔）が大きく、血管壁が薄い構造をしているため、やわらかくて拡張しやすい傾向があります。こうした性質を生かし、普段は血液をプールしておく貯蔵庫としての役割も果たしているのですが、何らかの理由で血流が障害されると、血管が拡張したままになってしまいます。

動脈と静脈

動脈 血液を心臓から体の各部へ運ぶ血管

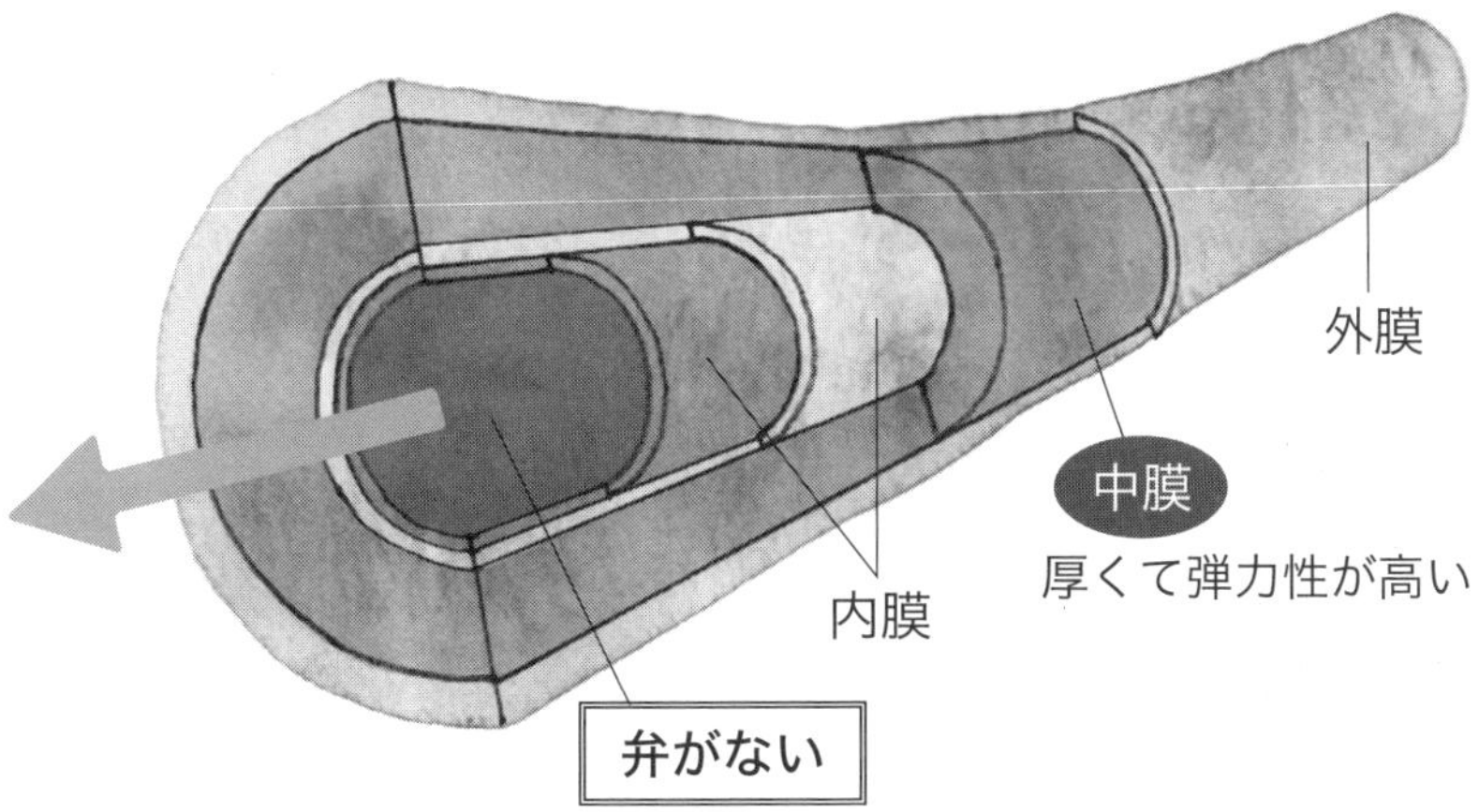

静脈 心臓に戻る血液を運ぶ血管

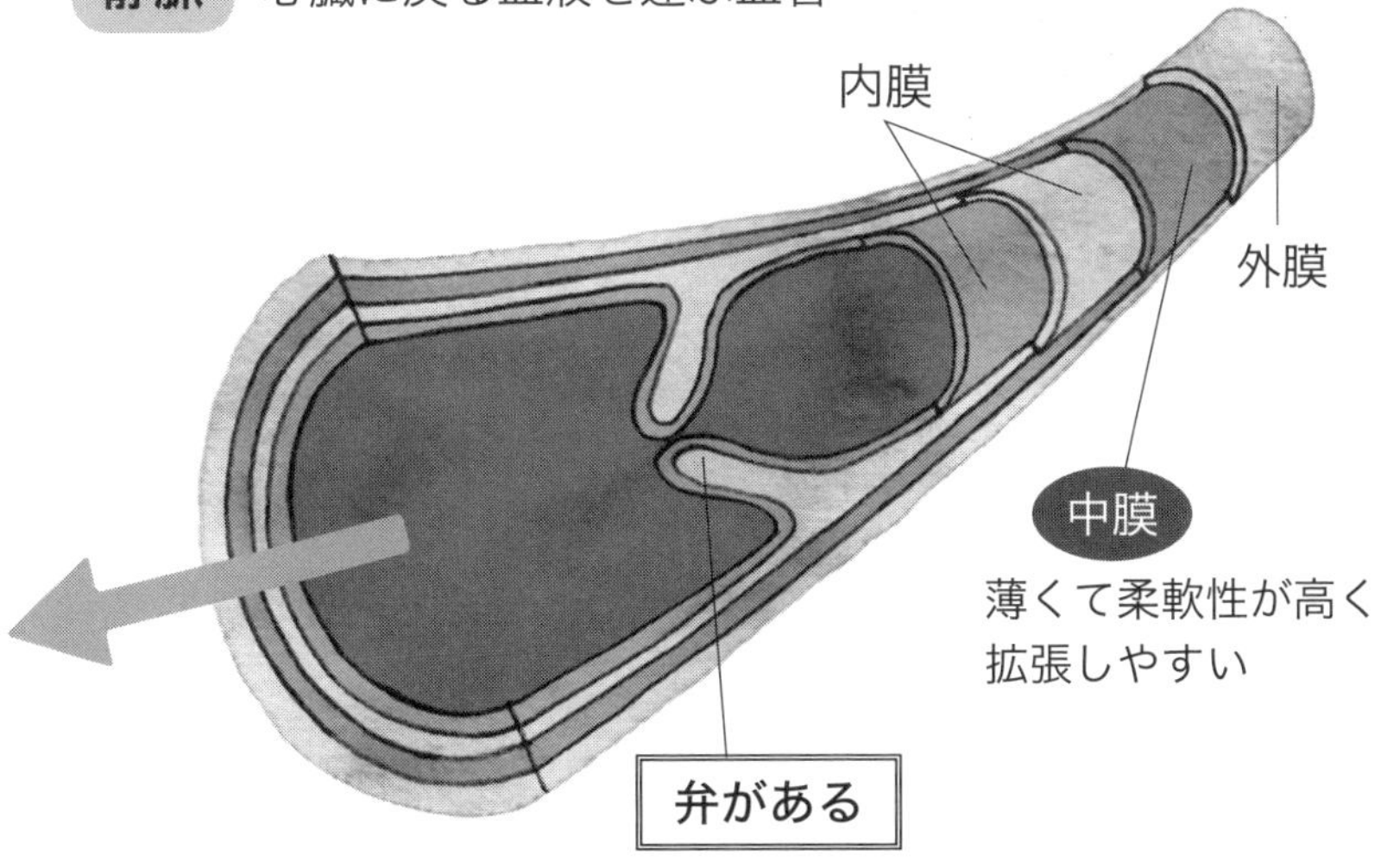

◎下肢静脈瘤は病気なので治療が必要です

静脈が拡張して起こる症状というと、下肢静脈瘤《かしじょうみゃくりゅう》（足の静脈瘤）がよく知られています。下肢静脈瘤も、皮膚に血管がボコボコと浮き出てくるのが特徴ですが、下肢静脈瘤とハンドベインはまったく別ものです。

下肢静脈瘤は見た目の問題だけでなく、足のだるさや疲れ、痛み、むくみ、色素沈着、足がつるなど、さまざまな症状を伴います。

加えて、放置すると症状がさらに悪化し、正常なほかの血管にも悪影響を及ぼします。場合によっては、足の静脈に血栓《けっせん》ができ、それが肺の動脈に移動して詰まる肺塞《はいそく》栓症《せんしょう》（いわゆるエコノミークラス症候群）を引き起こすこともあります。

これに対してハンドベインは、見た目以外は特に症状がありません。本人が見た目を気にしなければ、放っておいても何ら問題のない生理現象です。

ハンドベインが、下肢静脈瘤と同じ拡張した静脈の現象でありながら、なぜ病的症状を伴わないのか、不思議に思う方も多いことでしょう。そこで、下肢静脈瘤と比較しながら、ハンドベインとはどういうものなのかを説明していくことにします。

下肢静脈瘤と違って逆流防止の「弁」に異常がありません

静脈には逆流を防ぐための「弁」があります

ハンドベインと下肢静脈瘤の大きな違いのひとつは、静脈に特有の「弁」の状態です。

足の静脈を流れる血液は、重力に逆らって下から上へ流れています。この流れを支えているのは、ふくらはぎや太ももなどの筋肉です。筋肉がポンプのように収縮するたび、静脈血が心臓へ向かって押し上げられる仕組みになっています。

このとき、逆流を防ぐために、足の静脈には多数の弁が存在します。静脈の弁は、筋肉が収縮したときに開き、筋肉が弛緩《しかん》したときに閉じて逆流を防いでいます。

下肢静脈瘤は、この静脈の弁が壊れることで発生します。立ち仕事や加齢などによる筋肉のポンプ機能の低下で、継続的に静脈圧（静脈にかかる圧力）が上昇すると、血管が拡張して弁の負担が増し、弁の機能が低下したり壊れたりしてしまいます。

足の静脈の弁が壊れると、血液が逆流して下のほうに滞留してしまいます。その結果、もともとやわらかくて拡張しやすい静脈が伸びたり曲がったりふくらんだりして、足の表面に数珠状の血管瘤となってボコボコと浮き出てくるわけです。

手の静脈は弁が壊れにくい傾向があります

これに対して、ハンドベインは弁とは関係なく生じます。

手の静脈にも弁は存在しますが、その数は足のように多くはありません。数が少ないということは、それほど必要がないということです。というのも、手の静脈の血流は、腕の付け根の辺りまでは上向きですが、その先は心臓のポンプ機能で吸い込まれるようにスーッと下降して心臓へ入っていきます。加えて、手や腕は日常生活の中で絶えず動かしているので、足に比べて重力の影響が少なく、弁への負担も軽くなります。結果として、手の静脈の弁が壊れることは少ないのです。

静脈の弁が正常なのに、どうして静脈が拡張してハンドベインが起こるのかということについては、PART2で詳しくお話しします。

筋肉のポンプ機能

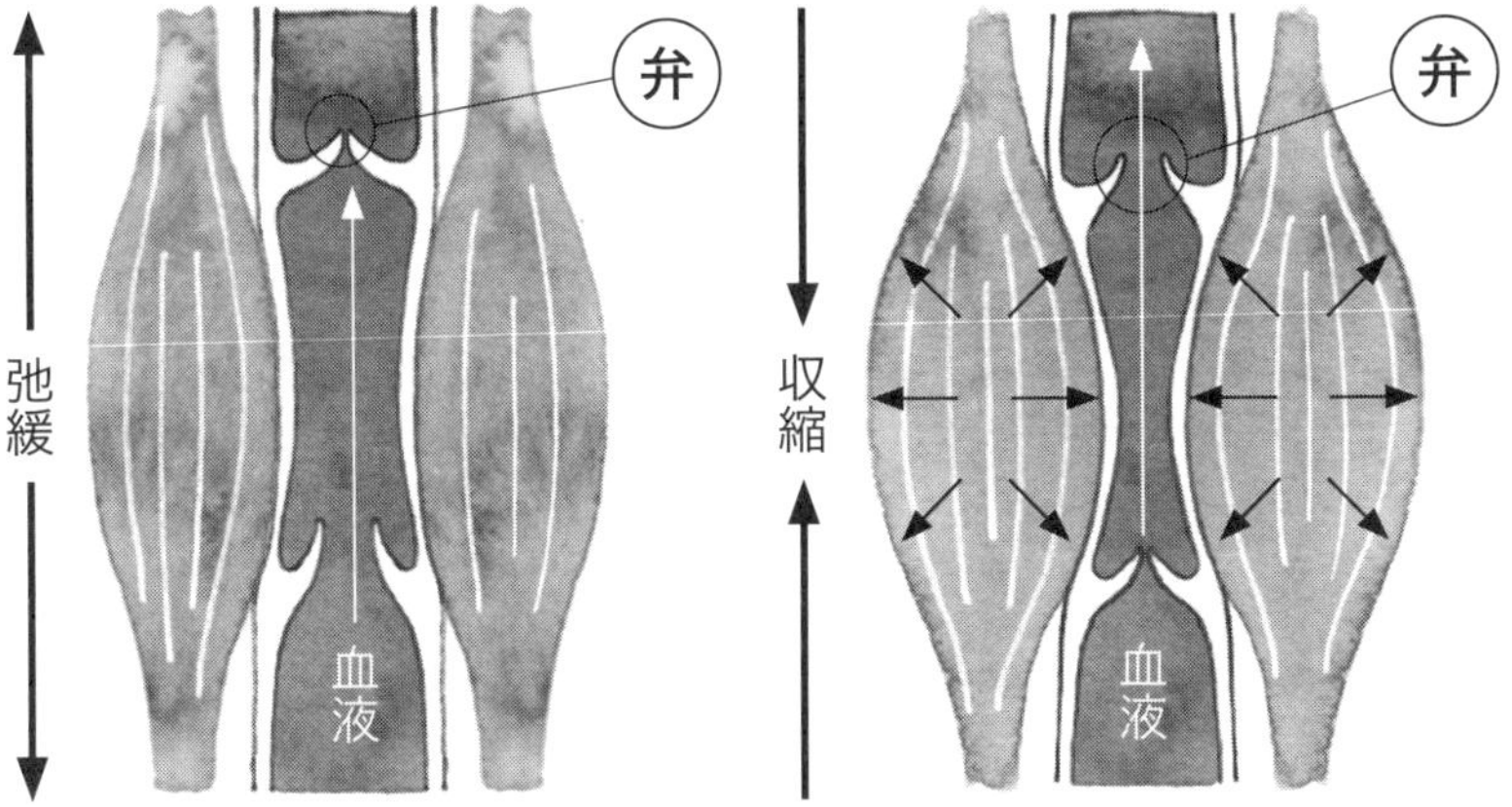

筋肉が弛緩したときは弁が閉じ、血液の逆流を防ぐ

筋肉が収縮したときは静脈が圧迫され、血液が流れる

正常な弁と壊れた弁

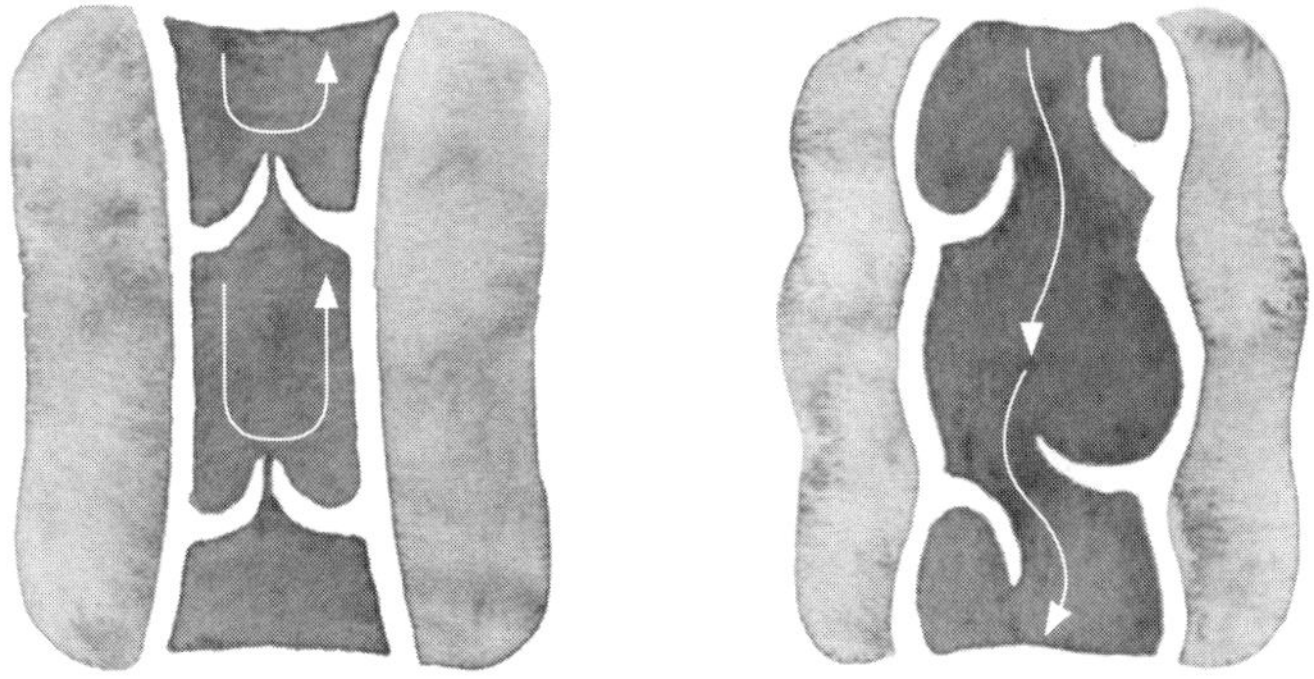

正常な弁

弁がしっかりと閉じられ血液の逆流を防ぐ

壊れた弁

弁がしっかり閉じられず血管が伸長したり膨張したりして静脈瘤が生じる

手や腕は「表在静脈」と「深部静脈」の血流量が同等です

ハンドベインで浮き出てくるのは表在静脈です

全身の静脈は、皮膚の表面近くを通っている「表在静脈」と、筋肉の中を通っている「深部静脈」で構成されています（表在静脈と深部静脈が合流する「穿通枝《せんつうし》」と呼ばれる部位もあります）。

ハンドベインや下肢静脈瘤で浮き出てくるのは、表在静脈です。

深部静脈と表在静脈を流れる血液量の比率は、足と手ではかなり差があり、足の場合は静脈血の80～90％が深部静脈を流れています。そのため、老化などで筋肉のポンプ機能が低下すると、弁への負担がてきめんに増大します。

足の静脈の弁が壊れやすいのは、深部静脈が血流の多くを担っていることも、大きく関係しています。

上肢の主な静脈

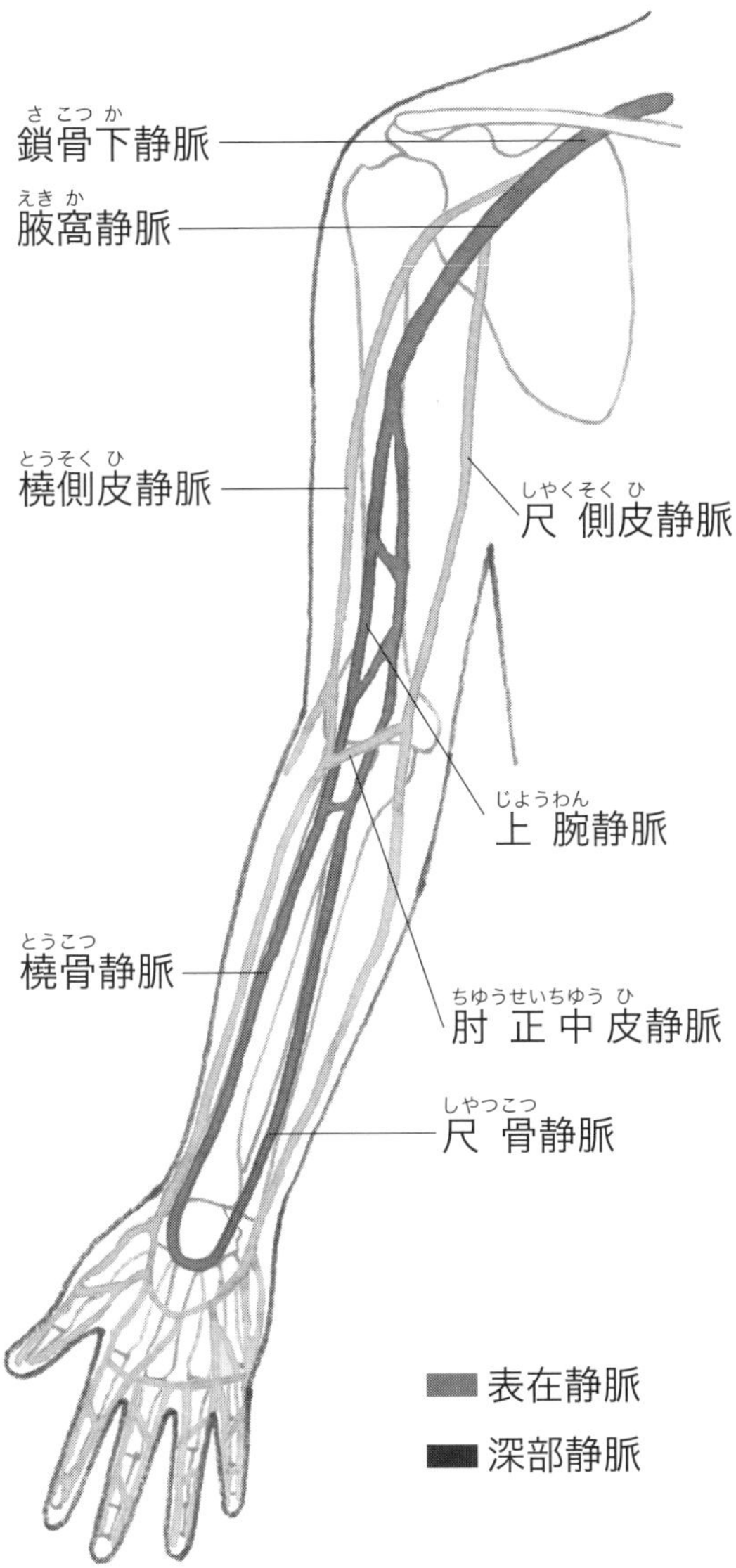

これに対して手や腕は、表在静脈と深部静脈の血流量が、ほぼ同等と言われています。

足にくらべると表在静脈の血流量の比率が高いので、筋肉のポンプ機能が低下しても、足の静脈ほど還流に影響が出ません。しかし一方で、老化にともなう皮膚の菲薄《ひはく》化などにより、血管が浮き出やすいと考えられます。

病的な静脈トラブルが隠れていることもあります

手の静脈の弁が壊れて逆流することが稀にあります

手の静脈拡張が起こっている背景に、ハンドベイン以外の別の病気が隠れている場合があります。

手の静脈で逆流防止の弁が壊れることはほとんどないと、先にお話ししました。しかし、稀に下肢静脈瘤と同じように弁が壊れて逆流し、一部の静脈が拡張することがあります。「静脈性の血管瘤」と呼ばれるものです。

静脈性の血管瘤の方は、手を下げた状態でいると、耐えがたい痛みやしびれ、むくみなどが出てくるので、体を横たえているとき以外は、ずっと手を上げた状態で過ごさなければなりません。とてもつらい症状ですが、あくまで特殊なケースで、私自身、これまで静脈性の血管瘤を治療したのはわずかです。

静脈の血栓や先天的な病気が引き金となることもあります

腕の深部静脈にできた血栓が原因で、静脈の拡張が起こることもあります。また、腕の深部静脈の血栓が肺へ移動し、肺梗塞を起こすケースも報告されています。いわゆる「エコノミークラス症候群」と呼ばれるものです。

エコノミークラス症候群は、一般的には下肢静脈の血栓が肺へ移動して起こりますが、腕の静脈の血栓が引き金になることもあるわけです。しかし、発症は極めて稀です。

また、先天的なものとして、動脈と静脈が不自然に結合した箇所（シャント）ができ、静脈が拡張しているケースがあります。これは「動脈瘤」に分類されます。

いずれの場合も、ハンドベインと違って完全な病気なので、医療機関で治療する必要があります。

下肢静脈瘤とハンドベインの関係

「レッグベイン」もあります

下肢静脈瘤の中にも、「網目状静脈瘤」「クモの巣状静脈瘤」と呼ばれる、病気ではないタイプの静脈瘤があります。これらは様子見で問題ありませんが、アメリカでは美容上の治療の際、病的な下肢静脈瘤と区別するために、これらの総称として「レッグベイン（足の静脈）」と名付けられました。そこから、手の静脈の生理的変化に対しても、レッグベインを援用して「ハンドベイン」の名が付けられたと言われています。

ハンドベインの方は、血管が拡張しやすい素因があると考えられるため、下肢静脈瘤やレッグベインを併発する可能性がありますが、下肢静脈瘤やレッグベインの患者さん全員が、必ずしもハンドベインを併発しているわけではなく、逆もまた同様です。しかし、その因子は多少あると考えてよいと思います。

ハンドベインの治療は誰でも受けられます

10代から70代まで幅広い年齢層の方が来院されています

当院でこれまでにハンドベインの治療を行った人の数は、３００名以上にのぼります。大半が女性ですが、男性もこれまで10名程度来院されています。

平均年齢は女性が50歳、男性が34歳で、10代から70代まで幅広い年齢層の方が治療を受けられています。男性の場合は若い世代が多いのに対し、女性は50代が圧倒的に多いのが特徴です。

職業別では、ピアニストの方が多く来院されます。そのほか、ファッションモデルや俳優、アナウンサーなど、マスメディアに露出する機会の多い方から、会社員、主婦、さらにはお孫さんから手の血管のボコボコが「気持ち悪い」と言われて治療を決意したという方まで、さまざまな方がいらっしゃいます。

持病のある人は根本となる治療を優先します

来院される方は、手の甲だけでなく、前腕にも静脈の拡張が見られることがほとんどです。したがって、手の甲からひじにかけての範囲を治療することが多いのですが、なかには片手だけの治療を希望される方もいらっしゃいます。

若い世代でハンドベインの治療を希望される方は、日常的に運動をしている人や遺伝的な因子を持っている人、やせている人がほとんどです。

過度のダイエットなどで極端にやせている場合、静脈の拡張が起こっていなくても、手や腕の脂肪が少なくなり、血管が目立って見えることもあります。

そうした方が相談に来られたときは、インフォームドコンセント（5ページ参照）により、ハンドベインは病気ではないことをしっかりと伝えたうえで、患者さんの求めていることを充分に伺い、治療を行うかどうかを判断します。

基本的には、誰でもハンドベインの治療は可能です。拒食症で手の脂肪や筋肉が大幅に減っているような方や、慢性の持病がある方でも治療を行うことはできますが、まずは持病の治療を最優先することをアドバイスしています。

ハンドベイン・チェック

check!

- □ 50歳を過ぎている。
- □ 血圧が高めだ。
- □ 定期的にトレーニングや運動をしている。
- □ ダイエットをしている。
- □ 力仕事をしている。
- □ 呼吸が浅い。
- □ 手がいつもカサついている。
- □ 紫外線を浴びる機会が多い。
- □ 手の皮膚をつまむと薄く伸びる。
- □ 野菜をあまり食べない。
- □ 魚介類よりも肉類をよく食べる。
- □ 水分をあまり摂らない。

判定 以上12項目のうち、4項目以上当てはまる人はハンドベインが生じやすい傾向にあると言えます。

ハンドベインは破裂しない?!

ハンドベインの症状が進み、手や腕の静脈がボコボコと太く浮き出てくると、「血管が破裂するのではないか？」と不安を覚える方が時折いらっしゃいますが、そうした心配は不要です。

破裂の可能性があり、かつ危険なのは、動脈にできる動脈瘤です。加齢や生活習慣が原因で動脈硬化が進むと、心臓から勢いよく流れ込んできた血液の圧力で、血管の一部が瘤《こぶ》のようにふくらんでしまうことがあります。これが胸部や腹部の大動脈にできると、破裂して大出血を起こし、死亡する危険性も生じます。

一方ハンドベインは、静脈のトラブルです。静脈も加齢や生活習慣が原因で変化しますが、動脈のように硬く細くなるのではなく、静脈の場合はやわらかく伸びやすくなります。そこに血液が溜まって浮き出てくるのがハンドベインです。

もちろん、高い圧力が加われば、静脈も破裂します。食道静脈瘤（肝臓から出ている門脈の血流が滞ることで発症する静脈瘤）がそうです。しかし、手や腕の静脈の血流は比較的遅いので、血管を破裂させるほどの力はありません。下肢静脈瘤も同様です。

PART 2
ハンドベインの原因

原因①

加齢とともに皮膚がハリを失って薄くなる

皮膚は「表皮」と「真皮」で構成されています

ハンドベインの原因としては、まず、加齢による皮膚の老化が挙げられます。年齢を重ねるごとに、皮膚の弾力は失われていきます。これは、皮膚の構造が変化するためです。

皮膚は「表皮（角質層を含む）」と「真皮」から成り立っています（次ページ参照）。私たちが普段目にしているのは、表皮の最表面を覆っている角質層の部分ですが、皮膚の本体をなすのは、表皮のさらに内側にある真皮です。

真皮の大部分はコラーゲンと呼ばれる線維《せんい》状のたんぱく質でできていて、そのコラーゲンがエラスチンという弾力線維と絡み合いながら網目状に分布し、肌のハリを生み出しています。

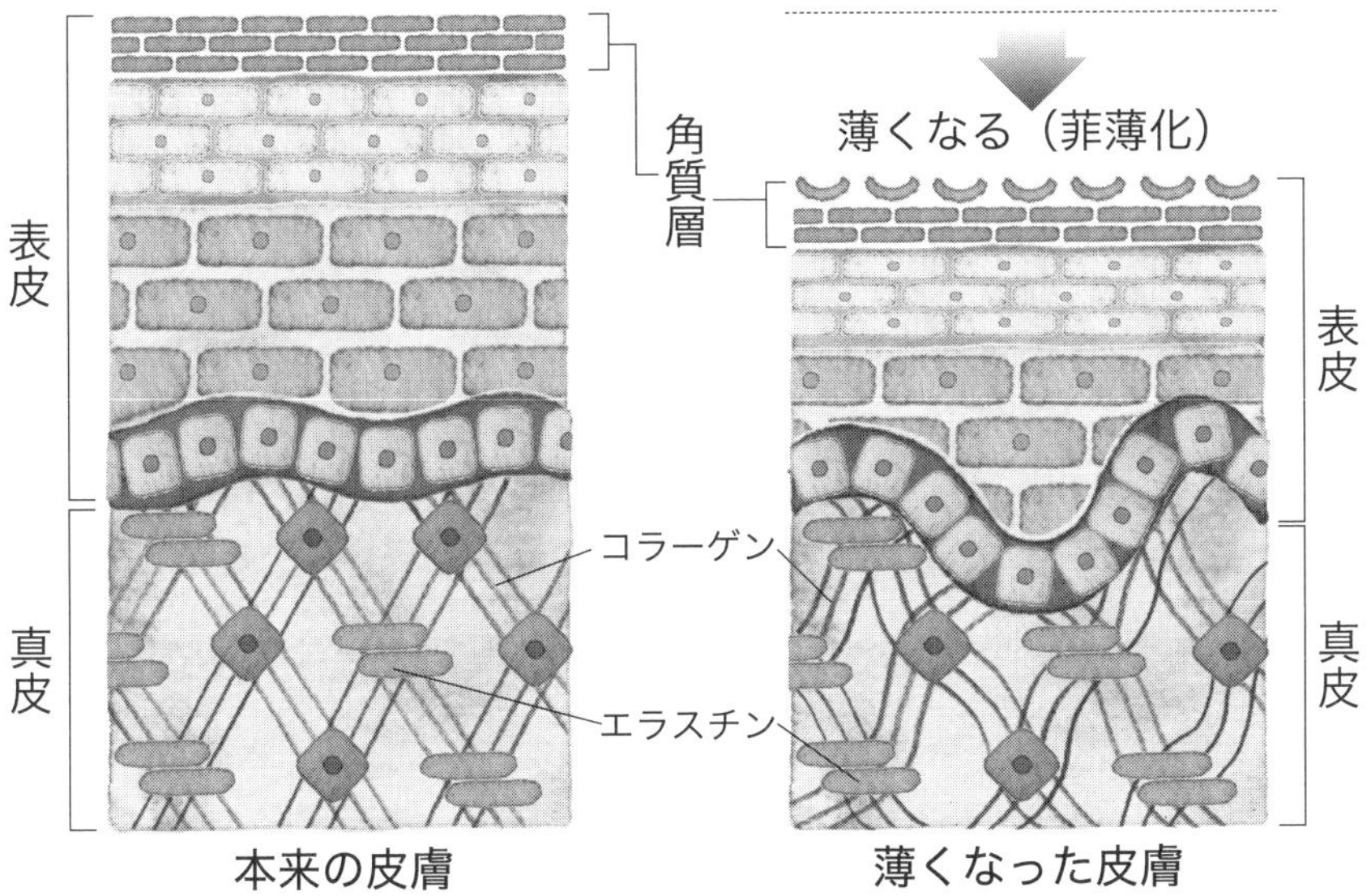

コラーゲンとエラスチンが減ると皮膚が薄くなります

ところが、年齢を重ねるにつれて、肌の弾力を支えている真皮中のコラーゲンやエラスチンの量が減っていきます。

さらに、真皮は表皮に栄養素を届ける土壌としての役割もあるため、真皮の老化は表皮にも影響します。表皮は約1カ月のサイクルで新陳代謝を繰り返していますが、真皮が老化すると、表皮の新陳代謝が低下し、皮膚が薄くなります。

こうした加齢に伴う皮膚の菲薄化《ひはくか》により、皮膚の表面に血管が浮き出やすくなるのです。

原因② 紫外線による皮膚の老化

手の甲は紫外線を浴びやすいので注意しましょう

皮膚の老化を促す最大の元凶が、紫外線の被曝《ひばく》です。太陽光などの紫外線を長年浴び続けると、真皮や表皮の老化が進みます。「光老化」と呼ばれる現象です。

手の甲や腕は、顔とともに紫外線を浴びやすい部位です。紫外線による光老化は、肌にシミやシワを生み出すとともに、皮膚を薄くするので、ハンドベインの発生にもつながります。特に春季から夏季にかけては紫外線が強いので、日焼け止めなどの紫外線対策がとても大切です。

逆に、紫外線の影響を受けにくい部位、例えばお尻の皮膚などは、年齢を重ねてもある程度ハリのある若々しい素肌が保たれています。その違いを見れば、紫外線によるダメージの大きさが窺《うかが》えます。

原因③ 乾燥による皮膚の老化

肌のかさつきはハンドベインの危険信号です

皮膚の老化を促すもうひとつの大きな原因が、皮膚の乾燥です。

皮膚の構造は38ページで説明しましたが、真皮のコラーゲンとエラスチンの線維の隙間には、ヒアルロン酸と呼ばれる保水性の高い成分が、水分をたっぷり抱えて存在しています。このヒアルロン酸が、肌のみずみずしさを保っています。

さらに、真皮では、肌の水分を逃がさないために、皮膚表面に分泌される皮脂もつくられています。

ところが、加齢とともに真皮が老化すると、ヒアルロン酸がどんどん失われるとともに、皮脂の分泌量も減少します。これが皮膚を乾燥させ、さらに皮膚の老化が進むという悪循環に陥ります。乾燥を防ぐことも、ハンドベイン対策には大切です。

原因④
静脈の老化

静脈が拡張して元に戻りにくくなることがあります

静脈には、全身の細胞に酸素と栄養素を運び終えた血液を回収し、心臓へ戻す働きがあることは先に述べたとおりですが、加えてもうひとつ、静脈は体内の血液を溜めておく貯蔵プールとしても重要な役割を担っています。

全身を流れている血液の70〜80％は静脈に存在し、脱水症状などで動脈の血液が不足したときは、静脈の貯蔵血液が補填される仕組みになっています。

そのため、静脈は壁が薄く、非常に伸縮性に富んでいます。多くの血液を溜めておくことができるように、風船のように薄く伸びやすい構造になっているのです。

しかし、年齢を重ねると静脈本来の伸縮性が弱まり、血管が膨張したまま元に戻りにくくなります。

静脈が硬くなると皮膚表面に浮き出てきます

さらに、加齢とともに血管自体が老化します。

血管の老化というと、一般的には動脈硬化がよく知られています。動脈硬化というのは、加齢や不健康な生活習慣により動脈の壁が厚く硬くなり、弾力性が失われてしまう状態です。

同じように静脈も、年齢を重ねるにつれて血管壁が厚くなり、硬化する場合もあると考えられています。実際に私も、下肢静脈瘤《かしじょうみゃくりゅう》の手術中に、硬化した静脈を目にしたことがあります。

健康な静脈は、血液の流れが少ないときは、ペタッとつぶれたような状態になりますが、血管の壁が厚くなって、静脈本来のしなやかさが失われて硬くなると、血液の流れが減ってもふくらんだ状態が続き、皮膚の表面に浮き出やすくなります。

また、加齢により手足の筋肉が弱って、還流を促すポンプ機能が弱くなったり、重力の影響による逆流圧を長年受け続けたりすることも、静脈の拡張につながると考えられています。

原因⑤

女性ホルモンの影響

エストロゲンの減少が皮膚の老化を促します

女性の場合は、ホルモンバランスの変化も、皮膚の老化に大きく影響します。

特に女性ホルモンは、エストロゲンとプロゲステロンに大別されますが、前者のエストロゲンは、コラーゲンの生成を促して皮膚の弾力性を保つ働きがあり、血流促進や皮脂の分泌にも関係していると考えられています。

ところが、エストロゲンは20～30代をピークに分泌量が減りはじめ、閉経後は一気に激減します。

エストロゲンの分泌が低下すると、皮膚のハリやみずみずしさが失われ、血管が太く浮き出やすくなります。肌のシワやたるみも生じやすくなり、手の老化にますます拍車がかかります。

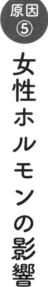

妊娠中のプロゲステロンの増加も血管を拡張させます

一方、もうひとつの女性ホルモンであるプロゲステロンは、妊娠の成立や維持に欠かせないホルモンです。プロゲステロンは、妊娠に備えて血管を拡張させ、体内に栄養素や水分を溜める働きがあるため、排卵期や妊娠中はプロゲステロンの分泌量が増えます。

赤ちゃんを産むためにはとても大切な仕組みですが、プロゲステロンが持続的に増えると、血管が拡張した状態が続きます。

そのため、妊娠中は下肢静脈瘤が起こりやすいことが知られています。妊娠中の女性が、足がむくみやすかったり、足にだるさを覚えたり、足がつりやすかったりするのは、こうしたことも一因になっています。

下肢静脈瘤と同様に、ハンドベインも手の静脈の拡張によって起こります。したがって、妊娠中のプロゲステロンの増加は、ハンドベインの現出や進行にも影響する可能性が考えられています。

原因⑥

血圧が高い

高血圧は心臓や血管に大きな負担をかけます

血圧とは、血管の中を流れる血液が血管壁を押す圧力（血管内圧）のことを指します。

心臓というポンプから押し出された血液が、大動脈を通って手足の先などの末梢血管まで行き渡り、静脈を通って再び心臓に戻ってくるまで、わずか1分と言われています。血液は全身に酸素と栄養素を運んでいますから、常に一定の速度で流れているのが理想です。

そのため、血流が悪くなったときは、心臓がポンプの力を高めて改善を図ります。すぐに改善されれば問題ありませんが、こうした状態が長く続くのが高血圧症で、心臓や血管に大きな負担がかかります。

血圧の上昇は静脈の拡張を促します

一般に、血圧を調べるときは、動脈の血管内圧を測定します。しかし、当然のことながら、静脈にも血圧があります。

静脈の血圧は把握しにくいのですが、動脈の血圧が高い人は、静脈の血圧も上昇している可能性が充分考えられます。

血圧は末梢血管のほうが高く、血圧が高いと血管が拡張します。したがって、長期にわたる血圧の上昇は、ハンドベインの誘因となります。高血圧は血管の老化を促す元凶でもありますから、手の静脈はもとより、全身の健康管理においても早期の対応が必要です。

ちなみに、血管の長さは人によって異なりますが、血管が比較的長いほうが、血液を還流させるうえで負荷が大きくなります。そのため、下肢静脈瘤の場合は、比較的足が長い方のほうがリスクが高いことが知られています。

ハンドベインの場合は、下肢静脈瘤ほど明らかな因果関係は確認されていませんが、腕が比較的長い方のほうが生じやすい可能性はあります。

原因⑦ 炎症による皮膚の老化

皮膚のトラブルは早めに対応しましょう

若い人であっても、かぶれなどによる皮膚の炎症は早めに改善しないと、皮膚の老化を早める原因になります。

ほんのわずかの炎症でも、長期にわたって放置すると、炎症を起こしている部分の肌は肌理《きめ》が粗くなり、ハリも失われていきます。皮膚の弾力を生み出している真皮中のコラーゲンやエラスチンが変性しやすくなるためです。

コラーゲンやエラスチンが変性すれば、それらの線維の間に存在するヒアルロン酸も減って、肌の乾燥が進みます。

こうした負の連鎖により、手や腕に血管が浮き出やすくなって、気づいたらハンドベインが生じていたということもよくあるのです。

原因⑧ 皮下脂肪が少ない

皮下脂肪が少ない手の甲は真っ先に血管が目立ってきます

皮膚を構成している「表皮」と「真皮」の下には「皮下脂肪」が存在します。年齢を重ねると、この皮下脂肪も減ってきます。

若いときは手の甲がふっくらしていても、加齢につれて血管や筋《すじ》が目立ってくる背景には、皮下脂肪の減少も大きく関わっているのです。

手の甲はもともと皮下脂肪の少ない部位なので、それもハンドベインが起こりやすい要因と言えます。血管の周りの皮膚が、皮下脂肪の減少で、いわば地盤沈下を起こすため、血管自体がそれほどふくらんでいなくても、自然と目立ってくるわけです。

若い人でも、過度のダイエットなどで極端にやせている人は、皮下脂肪の減少によって血管が浮き出てきます。

原因⑨

体脂肪が大幅に減る運動習慣

ハンドベインが気になる人は「過度の運動」に要注意

定期的にトレーニングをしたり、力仕事をしたりしている方の手であれば、ほとんどの場合、ハンドベインが生じていると言っても過言ではありません。手や腕に負荷をかけると、血流が増して静脈の内圧が高まるとともに、皮下脂肪が減って、静脈が浮き出やすくなるからです。

体脂肪率が極端に低いボディビルダーは、その典型です。手や腕だけでなく、体全体の表在静脈の分布がわかるほど、全身の静脈が浮き出ています。

定期的な運動習慣は、健康を維持するうえではとても大切です。運動量が不足すると、今度は血液循環が悪くなり、呼吸機能が弱って、別の側面から静脈の拡張を招きます。過度ではなく、適度な運動がおすすめです（PART4参照）。

原因⑩

遺伝

ハンドベインの素因があっても改善・予防はできます

親や近親者に手や腕の血管が浮き出ている人がいれば、ハンドベインになりやすい素因を持っている可能性があります。遺伝ではなくても、生まれつき皮膚が弱い方、衰えやすい方は、皮膚の老化も早く進みます。

ある程度の年齢になれば、誰でも大なり小なり手や腕に血管は浮き出てきます。また、近親者であっても、生活習慣が異なれば、ハンドベインの現れ方や進み具合も大きく違ってきます。

ですから、PART4、PART5で紹介する改善法や予防法を、今からしっかり続けていれば、遺伝的素因があったとしても、血管の浮き出る度合いを抑えることができると考えられます。

「医師探し」のポイント

ハンドベインは血管のトラブルなので、その治療も本来は、下肢静脈瘤と同じように血管外科の専門領域となります。しかし、ハンドベインは病気ではないので、治療を行っている医療機関そのものが、全国的にまだ少ないのが実状です。

受診先を探すときは、インターネットの検索サイトで「ハンドベイン」と入力すると、治療を行っている医療機関のホームページを見ることができます。

近隣にない場合は、遠方まで足を運ぶ必要がありますが、日帰り治療が基本ですので、ある程度遠方でも、その日のうちに帰宅できることが多いのではないかと思います。

ただし、PART3 で詳しくお話しするように、ハンドベインの治療法には、いくつかの選択肢があります。

医療機関によって、どの治療を中心に行っているのかは異なりますので、事前にしっかり調べて、不安なことや疑問点などは、問い合わせておくとよいでしょう。

実際の受診の際も、納得がいくまでしっかりと医師と話をすることをおすすめします。

PART 3
ハンドベインの治療

効果的な治療法

患者さんの体に負担の少ない方法を導入しています

私のクリニックでは、ハンドベインに悩んでいる患者さんに対して、主に「血管内レーザー治療」と呼ばれる方法で治療を行っています。

血管内レーザー治療は、ほとんどすべてのハンドベインに適用できます。現段階では、もっとも安全で、もっとも効果的な治療法と言えます。

もともと血管内レーザー治療は、下肢《かし》静脈瘤《じょうみゃくりゅう》の治療法として２０００年頃にアメリカで開発されました。

その後、２００５年に患者さんの体に極めて負担の少ない優れた機器が開発されたことから、当院でもいち早く導入し、その機器を用いた下肢静脈瘤に対する血管内治療を、日本で初めて臨床現場で応用しました。

独自の工夫で最適化しています

ハンドベインに対して、当院で血管内レーザー治療を行うようになったのは、2007年からです。

巻頭の「はじめに」でお話ししたように、ハンドベインの血管内レーザー治療を先行して行っていたアメリカの医師らの文献を参照して連絡をとり、安全性と効果について、納得がいくまで説明を受けました。そして、これなら実施できるという確信を得て、ハンドベインの治療を始めたのです。

ただし、血管内レーザー治療の方法については、アメリカの治療法をそのまま踏襲したわけではありません。当初より、自分たちでさらに最適化した形で行っています。特に次の3つの治療のあり方については、ずっと徹底し続けています。

①静脈を閉塞するのではなく「細くする」治療
②患者さんの希望に限りなく近づける治療
③安全性に配慮した丁寧な治療

静脈を閉塞せずに「細くする」治療

◎血管を完全に塞ぐと健康リスクが生じます

2007年当時のアメリカでは、手や腕に浮き出た静脈に対して、それらの血管を完全に塞いでしまう治療が行われていましたが、私のクリニックでは、手や腕の静脈を閉塞せずに「細くする」ことを、当初から徹底してきました。なぜなら、患者さんに将来的な健康リスクが生じることを避けたいからです。

下肢静脈瘤を治療する場合は、血管を閉塞しても問題ありません。足の場合、静脈の血流の80〜90％を深部静脈が担っていますから、表在静脈の一部を閉塞しても、静脈の還流全体にはほとんど影響がないからです。また、そもそも下肢静脈瘤で処置する静脈は、逆流をきたした病的な異常血管です。放置すると徐々に血液循環が悪化し、正常な静脈も蝕《むしば》まれていくので、完全に閉塞させて逆流を止める必要があります。

手の静脈の血流を維持することを重視しています

一方、手の場合は、表在静脈がほぼ半分の血流を担っています。ですから、血管を完全に塞いでしまうと、静脈の還流に支障をきたす可能性があります。ハンドベインは下肢静脈瘤と違って、逆流をきたした病的な血管ではないのです。

静脈の還流が障害されると、むくみや痛みが生じやすくなります。また、還流が滞る状態が長く続けば、全身の健康状態に影響が出てくることも考えられます。手や腕の静脈を完全に閉塞してしまうことは、健康上、望ましいことではないのです。

さらに、手や腕の静脈を完全に閉塞してしまうと、将来的に採血や点滴などの医療行為が必要となったときに、ルート（穿刺《せんし》する血管など）の確保が困難になります。採血や点滴を行うときには、手の甲や腕の末梢静脈を使うからです。したがって、ハンドベインの治療を行う際は、血流が維持できることをもっとも重視しています。

血管内レーザー治療は、必要なところだけに限定して処置でき、微妙な調節も可能なので、拡張した静脈を「閉塞せずに細くする」うえで、もっとも確実な効果が得られます。

患者さんの希望に限りなく近づける治療

◎気になる静脈を1回の処置で整えていきます

アメリカで行われているハンドベインの治療は、言ってみれば「かなりラフ」なものです。手や腕に浮き出ている太い静脈を「1本閉塞して終了」という感じなのです。しかし、これでは日本の患者さんの満足は得られません。

当院へ相談に来られる方たちは、浮き出ているすべての静脈、さらには小指の下に見える細い血管まで気にされるような方がほとんどです。

そこで、そうした日本の患者さんたちに満足していただくため、特殊なカテーテルを一度に複数本使用し、患者さんが気になっている静脈をすべて1回の処置で整えていくことにしました。その後も試行錯誤を重ねながら、安全に、かつ患者さんの希望に沿った治療を実施し続けて、現在に至っています。

安全性に配慮した丁寧な治療

国際学会誌でも安全で満足度の高い治療法とされています

血管内レーザー治療は、極めて細い針を使って行うので、傷あとは目立たず、体への負担も少ないのが特徴です。とても安全性の高い治療法と言えます。

世界的な国際学会誌『Plastic and Reconstructive Surgery』に掲載された医学論文でも、「医師と患者の双方にとって安全で満足度の高い治療法である」と報告されています。

ただし、私が実践している、拡張した静脈を「閉塞せずに細くする」治療を行うには、ある程度の知識と経験、技術が必要になります。特に、蛇行の激しい血管を治療するのはなかなか大変です。

◎丁寧な治療で安全性と満足度を高めます

実際のところ、血管を閉塞しないよう細心の注意を払っても、結果として閉塞してしまう場合があります。しかし、「閉塞すること」ではなく「閉塞しないこと」を基本方針として治療を進めていれば、たとえ1本の静脈が閉塞したとしても、ほかの血流は維持できていますから、静脈全体の還流に支障をきたすような事態には陥りません。

常に安全性に配慮して、一人ひとりの患者さんに対して丁寧に治療することを心がけています。それが結果的に、患者さんの満足につながると考えているからです。

実際に、これまで私のクリニックで血管内レーザー治療を行った患者さんの中で、治療後に静脈が再び拡張したケースは一例もありません。治療していない静脈が浮き出てきて追加治療した患者さんはいますが、重い合併症などが生じた例も一切ありません。

血管内レーザー治療は、糖尿病やアレルギー反応などの症状がある方でも、基本的には行うことができます。ハンドベインにつながるような遺伝的素因を持つ方でも、血管内レーザー治療は可能です。

手順と回復

静脈を閉塞しないように調節できるのが利点です

血管内レーザー治療は、次のような手順で行います。

局所麻酔を行ったあと、拡張した静脈の中に細い針（光ファイバー）を入れ、血管壁にレーザーを照射します。このとき、レーザーを強く当てすぎると静脈が閉塞してしまいます。ですから、レーザーを穏やかに照射し、完全に閉塞しないように調節しながら、拡張した静脈の内腔を細くしていきます。

このときの微妙な調節の行いやすさが、血管内レーザー治療の特徴です。

手の甲の場合は10～15カ所、手の甲と前腕を一緒に行うときは14～25カ所に穿刺《せんし》し、治療していきます。

◉その日のうちに帰宅できます

穿刺する手間が少しかかりますし、血管が完全に閉塞しないようにレーザーの照射を調節することにも細心の配慮が必要です。それでも、患者さんにとってもっとも効果的で安全な方法で手術を行うことを優先し、この治療を中心に行っています。

治療は30分から1時間程度で終了し、経過を見てその日のうちに帰宅できます。

手術後、麻酔が切れてくると、鈍い痛みやしびれなどの知覚症状が出てくることもあります。また、細い針を複数の箇所に刺しますので、手術後は少し腫れて内出血が起こりますが、腫れは数日、内出血は1~2週間で治まります。

痛みやしびれが消えて、血管のふくらみが目立たなくなるまでには、1~2カ月程度かかります。その間、手指を動かすことはもちろん可能です。

通常、治療後1カ月経った頃に再度来院していただき、フォローアップしています。この段階でほとんどの方の手や腕のハンドベインは改善されています。一部、内出血の名残で黄色い色素が残っているケースがありますが、次に来院される2カ月後には、それもみなさんほぼ消えています。

多くの患者さんが満足されています

アンケート調査とビフォア・アフター

2007年にハンドベインの治療を始めてから、血管内レーザー治療の施術件数は300件を超えました。

治療後1カ月経った頃に来院された患者さんを対象としたアンケート調査では、90%以上の方から「大満足」または「満足」という回答をいただいています。これはとてもうれしい結果です。

詳細を見てみると、「まあ、このくらいでしょう」といった表現で回答されている方もいて、なかなか満足度100%とはいかないのですが、治療前と治療後の写真を見て比較すると、どなたも問題なく改善されています（次ページ参照）。

治療前

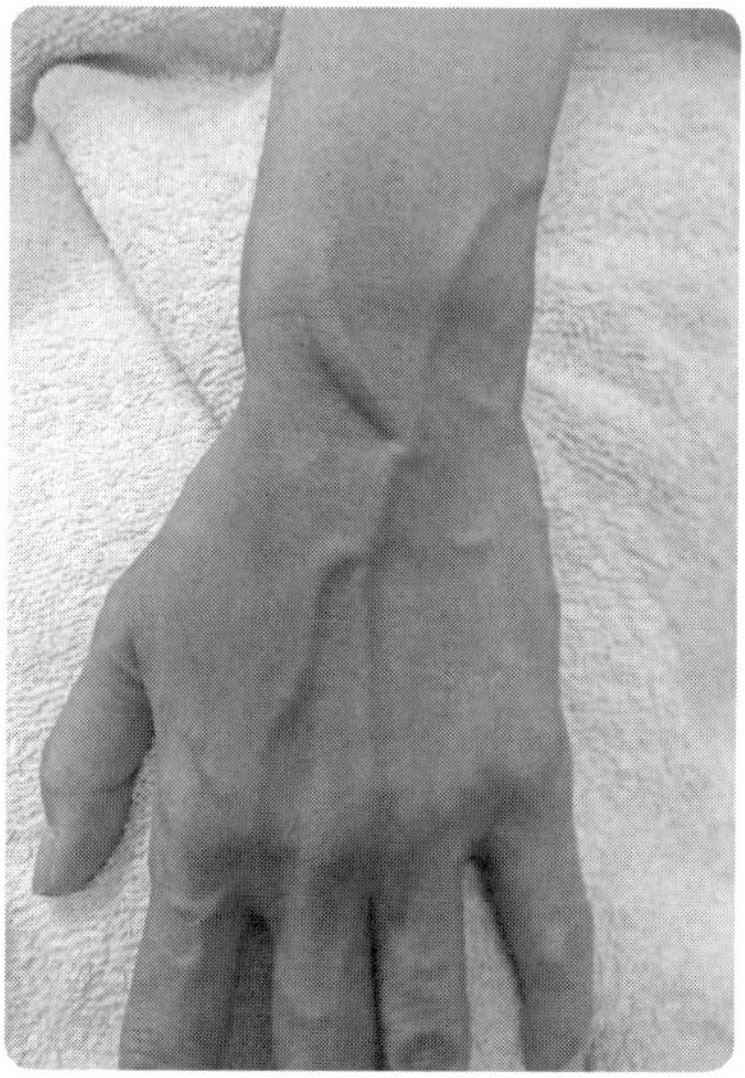

治療後

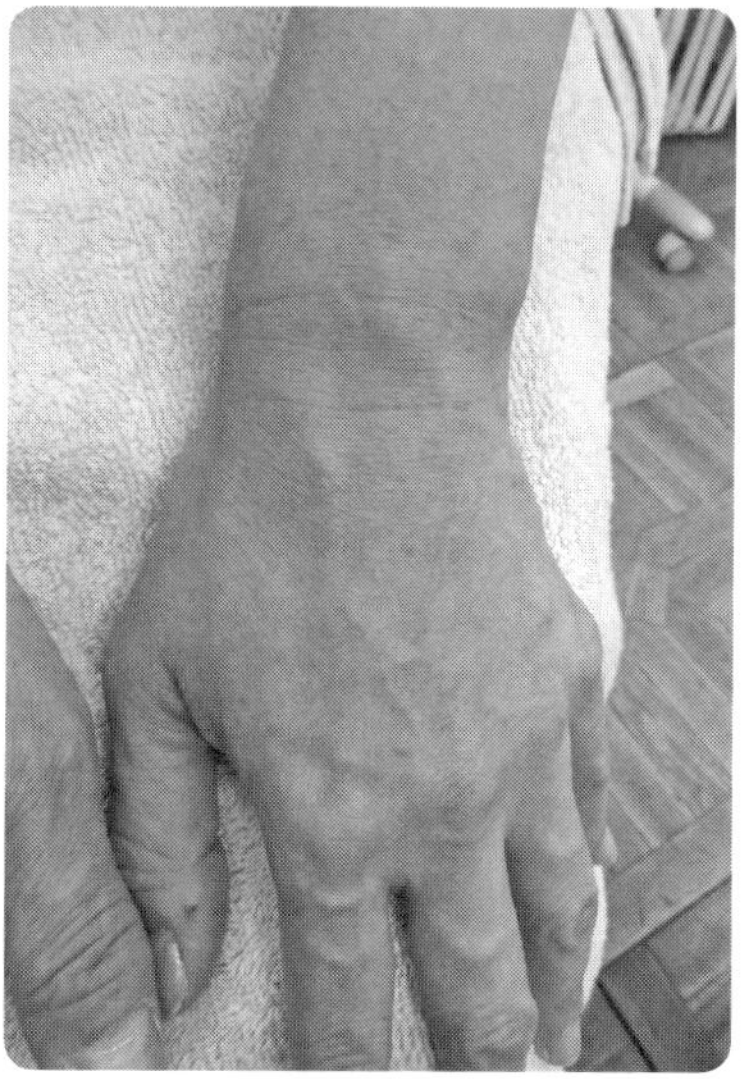

治療前

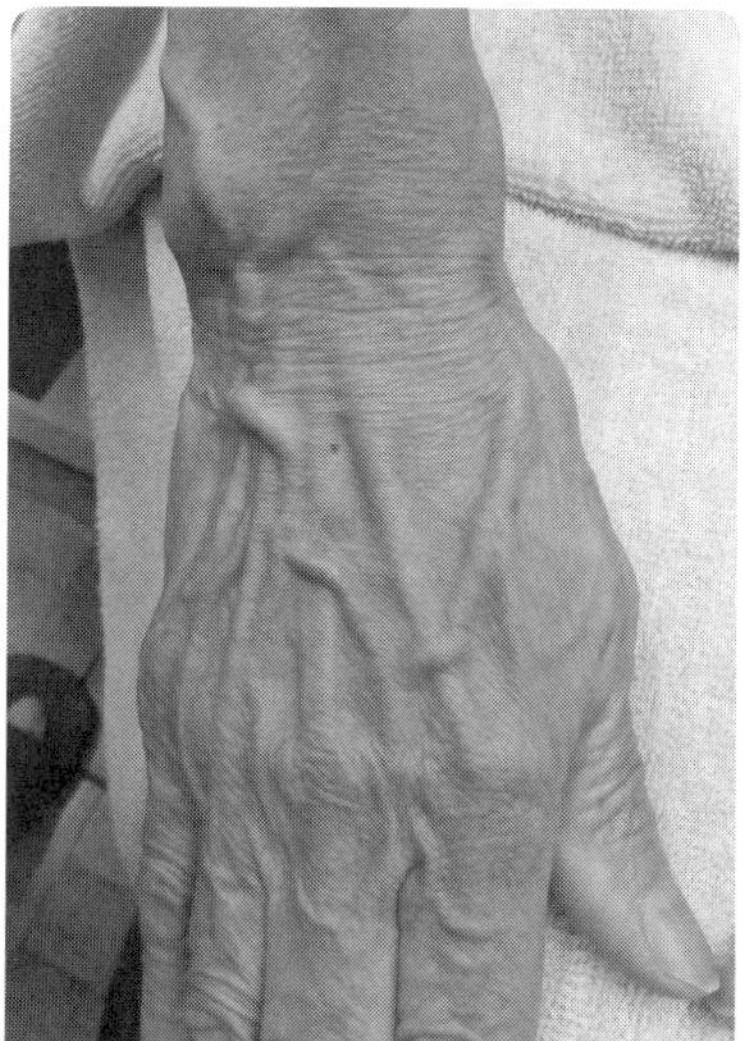

治療後

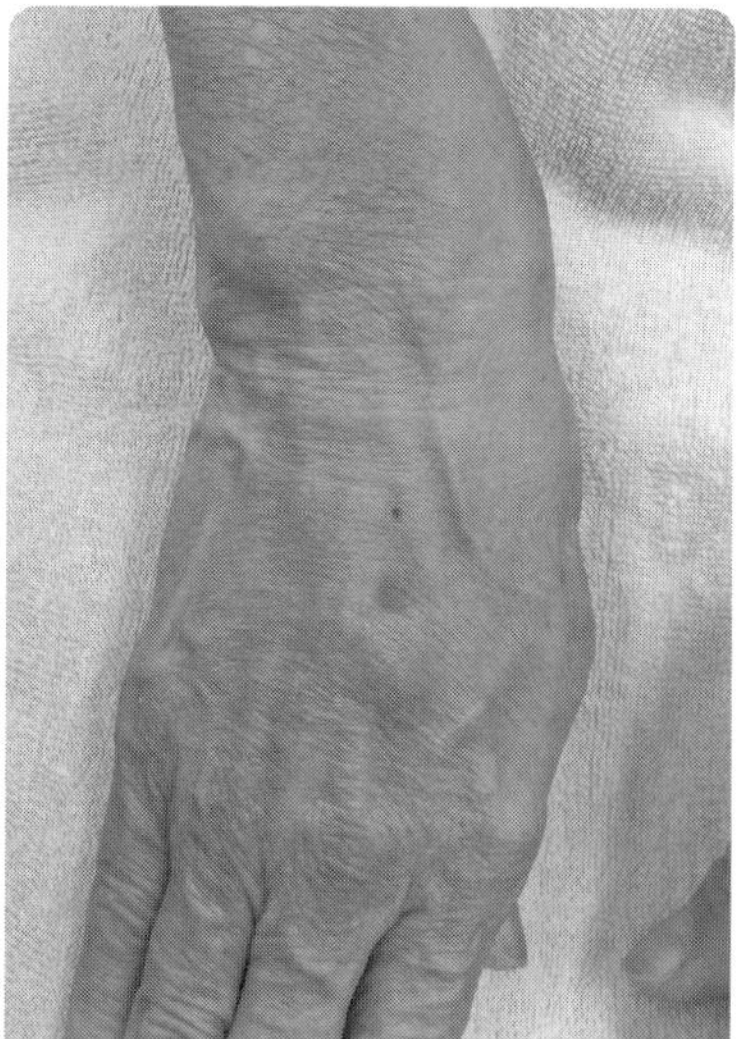

そのほかの治療法

硬化療法

「硬化療法」とは、拡張した静脈に「硬化剤」と呼ばれる薬を注入し、静脈を完全に閉塞する方法です。

硬化療法でもハンドベインの改善は可能ですが、私のクリニックでは、基本的にはハンドベインの治療に対して硬化療法を行っていません。

例外として、血管内レーザー治療では対処できない細かい部分の静脈がどうしても気になるという方に対してのみ、補助的に硬化療法を行うことはあります。

硬化療法は、血行を完全に遮断してしまう方法なので、豊富な血流を担っている手や腕の表在静脈の治療には不向きです。場合によっては、硬化剤で閉塞した血管が、硬いしこりとなって残ってしまうことも稀《まれ》にあります。

さらに、硬化療法で使う硬化剤は液体なので、想定を超える範囲や、深い血管にまで浸潤してしまうリスクがあります。

また、硬化療法で一度閉塞した静脈は、完全に癒着してしまうと再度開通することは極めて困難です。ハンドベインの治療を受けるときは、そうしたことを担当医にしっかり確認したうえで、治療法を選択してください。

◎外用療法（塗り薬）

保湿を目的とした塗り薬です。皮膚の乾燥を防ぐ効果のあるヘパリン類似物質のクリームはその代表です。

皮膚がカサカサに乾燥して生じる軽いハンドベインの場合は、ヘパリン類似物質のクリームを塗布するだけでも、潤いが増して血流も改善されます。その結果、細かい静脈の拡張が目立たなくなる可能性はあります。

そのほか、紫外線対策として日焼け止めの外用薬を使うこともあります。

しかしいずれも、拡張した静脈そのものを治療するものではありません。

ヒアルロン酸注入療法

ハンドベインの治療を希望して来院される患者さんの中には、血管に光ファイバーを入れるのがどうしても怖いという方がおられます。

そうした患者さんから、「ほかの方法で少しでも目立たなくできないでしょうか？」といった相談を受けたとき、皮膚の乾燥が見られる場合は、ヒアルロン酸注入療法をひとつの選択肢として提案しています。

ヒアルロン酸注入療法は、手の甲に浮き出た静脈の脇にヒアルロン酸を注射し、静脈の周囲の皮膚をふくらませることで、静脈を目立たなくする治療法です。

高齢の方で、皮膚の乾燥が深刻な場合には、ヒアルロン酸注入療法で手の甲がふっくらした感じになり、喜んでいただける場合があります。

しかし、ヒアルロン酸を注入する量の調節には細心の注意が必要で、ヒアルロン酸の量が多すぎると、手がふくらみすぎてむくんだように腫れぼったくなってしまいます。かといって注入量を控えすぎると、静脈の浮き上がりを目立たなくするために充分な効果が得られません。

手の甲を自然にふっくらとした状態に仕上げるのは難易度が非常に高く、患者さんの満足度も決して高いとは言えません。効果をほとんど実感できないケースもあります。ただ、ヒアルロン酸は水分を吸着する力が強いので、少量のヒアルロン酸を手の甲全体に広げるように注入すると、肌の潤いを高めるうえでは有効と考えられます。

◎体外照射レーザー療法

手の外側からレーザー光線を当てる治療法です。皮膚の外側から当てるレーザー光線を、体外照射レーザーといい、ロングパルスYAGレーザーとクールタッチレーザーがこれに該当します。

皮膚の外側からレーザー光線を当てるだけなので、患者さんにとっては心身のストレスが少ない治療法で、足の細かい静脈瘤（網目状静脈瘤やクモの巣状静脈瘤）や、顔の毛細血管の拡張などには一定の効果があります。

しかし、ハンドベインのように、皮膚から浮き出ている静脈を目立たなくするほどの効果は得にくいのが実情で、効果があったとしても、極めて軽度の変化にとどまります。私のクリニックでも過去に施術例はありますが、現在は行っていません。

PART 4
家庭でできる改善法・予防法

ハンドベインに効果あり！ ひじ上げ深呼吸法

簡単にできるおすすめのセルフケア

「浮き出た手の血管をなんとかしたいけれど、医療機関での治療はちょっと怖い……」

「自分で血管のボコボコをすっきりさせる方法はない？」

「将来、ハンドベインにならないための予防法があるならやってみたい」

そんなふうに思っている方は多いことでしょう。

ハンドベインの治療は決して怖いものではありませんが、痛みなどの症状がないのに医療機関を受診するのは、確かに抵抗があるかもしれません。なかには治療を受けたくても、近隣に治療を行っている医療機関がない場合もあると思います。

そこで、自分でできるセルフケアの方法として、ぜひおすすめしたいものがあります。それが「ひじ上げ深呼吸法」です。

血流と呼吸を活性化します

ひじ上げ深呼吸法は、ハンドベインへのアプローチとして、私が考案したエクササイズです。

診察の際、ハンドベインを気にされている女性の方に許諾を得て、ひじ上げ深呼吸法を試してもらいました。

すると、ひじ上げ深呼吸法を行う前にくらべて、ひじ上げ深呼吸法を10回行った直後のほうが、明らかに手の甲の血管のふくらみが目立たなくなっていました。

見た目だけでなく、超音波（エコー）を使って手の甲の静脈の太さを測定したところ、ひじ上げ深呼吸法を行う前は3・5ミリメートルだった血管が、ひじ上げ深呼吸法を行ったあとは2・3ミリメートルまで細くなっていました。1ミリメートル以上も細くなったことが確認できたのです。

静脈の流れは、動脈の流れで押し上げられるほか、呼吸による圧力も静脈の流れを促します。

ひじ上げ深呼吸法は、血流と呼吸の両方を活性化する効果が期待できます。

呼吸がしっかりできていないと静脈の還流が悪化します

肺と心臓が連携して静脈の還流を促します

「ひじ上げ深呼吸法」では、呼吸が静脈の還流に影響を及ぼしています。では、呼吸が静脈の還流にどのように関係しているのかを、順に説明しましょう。

肺と心臓は、血液循環のプロセスにおいて、とても密接に連携しています。

心臓の左側（左心室）から出発した血液は、動脈を通って全身の細胞に酸素と栄養素を届けたあと、静脈に回収されて心臓の右側（右心房→右心室）へ戻ってきます。そのあと肺へ送られ、二酸化炭素を放出する一方で、酸素をたっぷり吸収し、心臓の左側（左心房→左心室）へ入って、再び全身へ流れていきます（次ページ参照）。

このように、血液の流れの観点からすると、肺は心臓の左側と右側の間に位置し、ガス交換の役割を果たしています。

ハンドベインに関係する静脈血は、心臓の右側へ入る際、心臓にスーッと吸い上げられて流れ込んでいきますが、このとき、心臓の先にある肺も一緒に静脈血を引っ張り上げてくれれば、静脈血はさらにスムーズに心臓の右側へ還流されます。

肺の静脈血を引っ張り上げる力を高め、静脈の還流を促すうえで関連が深いのが、呼吸です。呼吸機能が衰えると、静脈の還流が悪くなり、手の先のほうに血液が溜まって、手の先のほうの血管がふくらみやすくなります。

そうして溜まった血液を効率よく心臓に戻すうえで、ひじ上げ深呼吸法が大きな効果を発揮します。

全身の血液循環

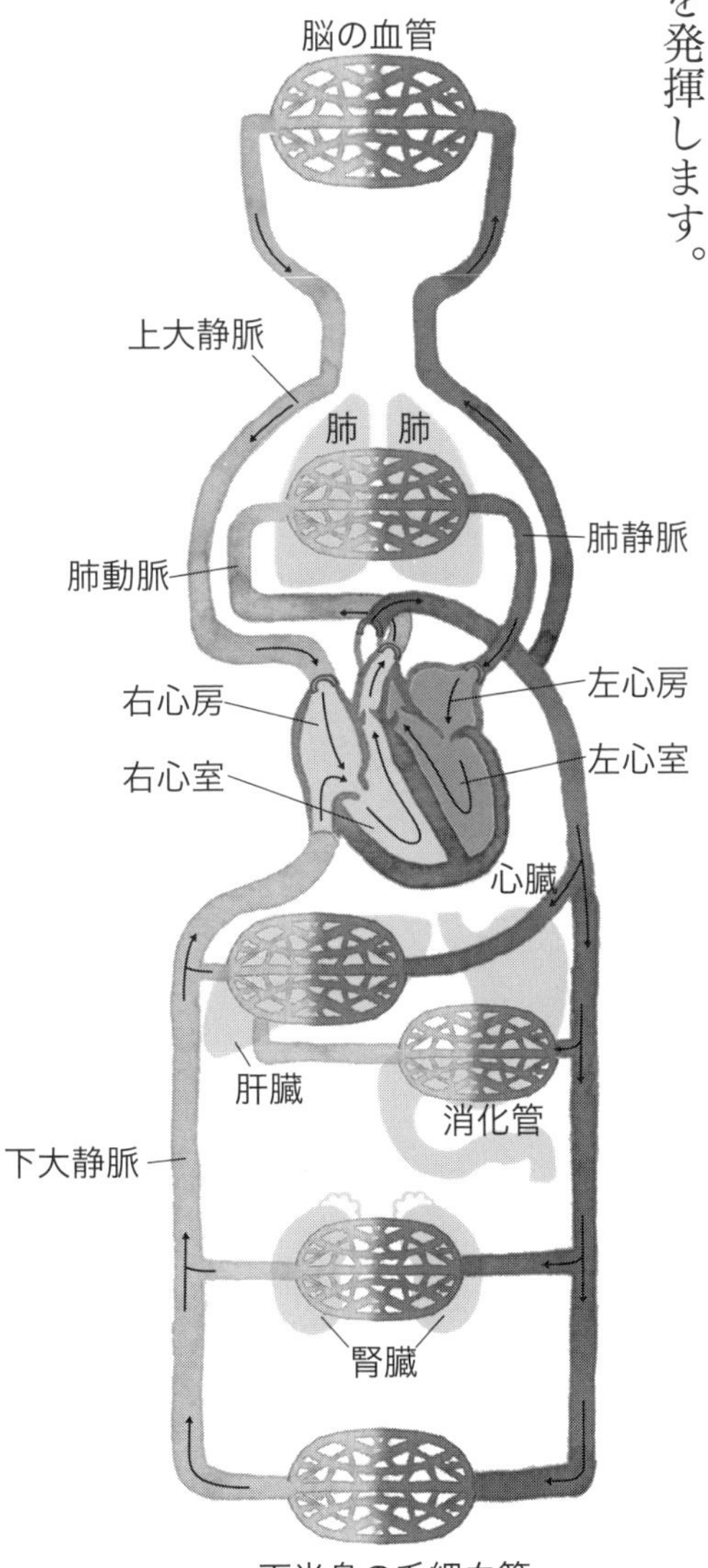

ポイント①

胸郭を広げて横隔膜を動かす

静脈血の還流促進に2つの側面から働きかけます

ひじ上げ深呼吸法は、呼吸機能を高めることにより、静脈の還流を促します。

肺には筋肉がないので、自ら収縮したり拡張したりすることができません。胸郭《きょうかく》と呼ばれる胸部の骨格の動きと、その胸郭の下端にある横隔膜《おうかくまく》（胸とおなかの境目にある筋肉）などの筋肉群に連動して収縮・拡張しています。

ひじ上げ深呼吸法は、胸郭を大きく広げて息を吸い込むことで、胸郭内に陰圧がかかり、静脈血が心臓へ吸い上げられるのを促します。

さらに、強く息を吐くことにより、横隔膜および腹部の筋肉群が緊張して腹圧が上がり、腹部の大静脈の血液が胸部のほうへ押し上げられる効果も期待できます。

呼吸と横隔膜の関係

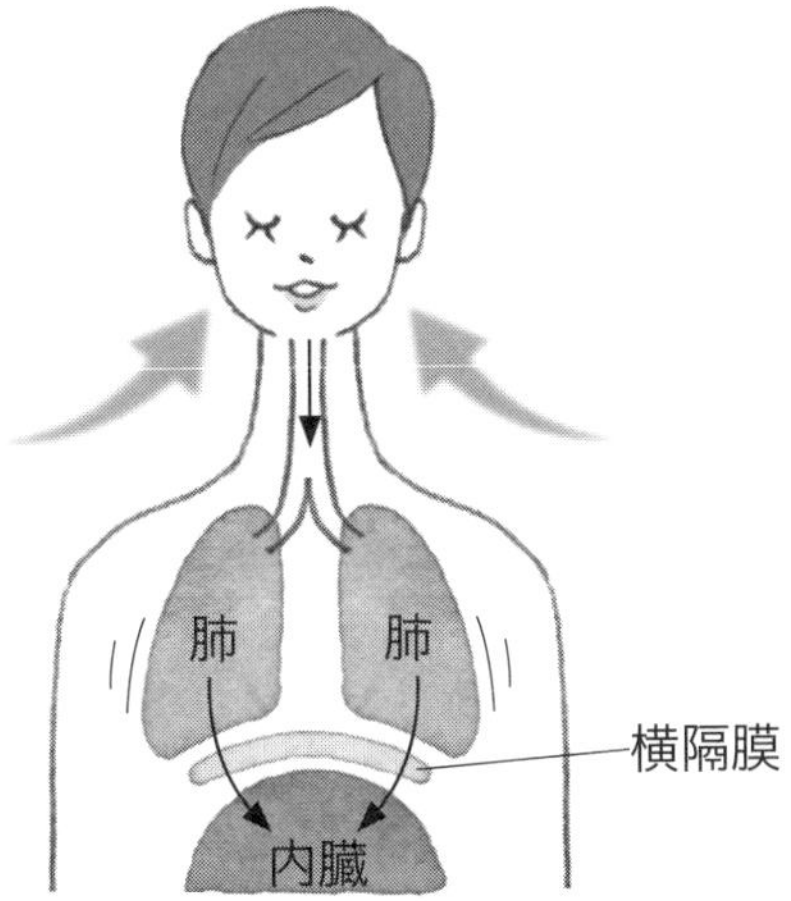

胸郭を大きく広げて息を吸い込むことで、胸郭内に陰圧がかかり静脈血が心臓に吸い上げられる

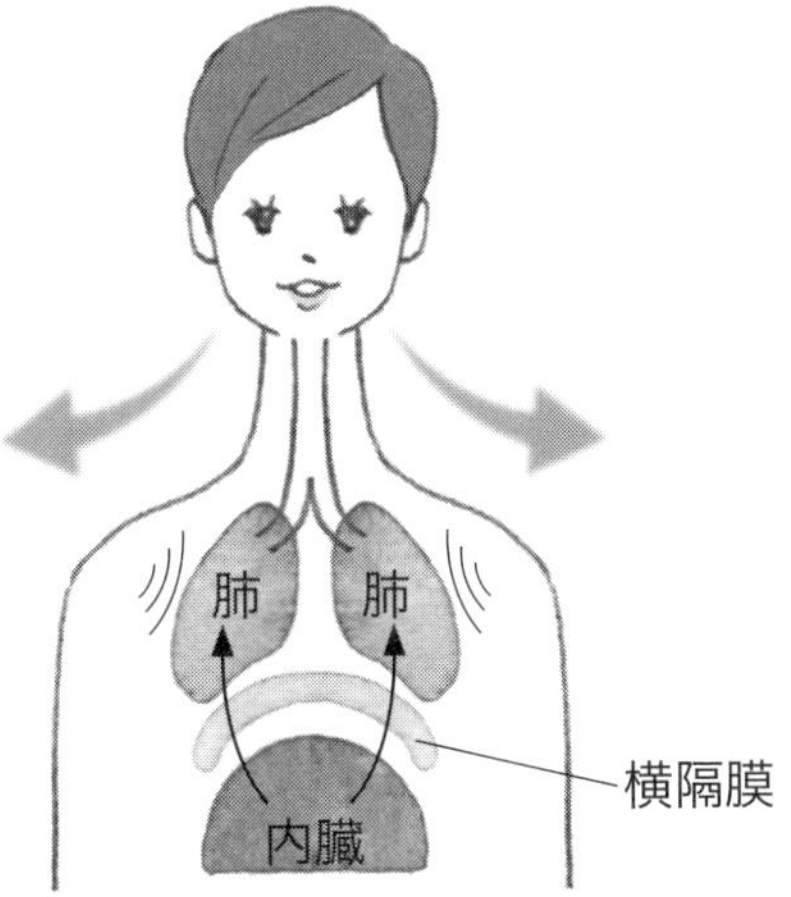

息を吐くことで横隔膜と腹部筋肉群が緊張して腹圧が上がり、静脈血が胸部へ押し上げられる

ポイント②
腹式呼吸と胸式呼吸の「いいとこどり」

腹式・胸式のメリットとデメリット

一般的に、血流を促す呼吸法としては、「腹式呼吸」が推奨されています。

腹式呼吸とは、胸郭をあまり動かさずに横隔膜を上下に動かす呼吸法です。心身をリラックスさせる方向に働く「副交感神経《ふくこうかんしんけい》」の活性化に役立つので、腹式呼吸を行うとリラクセーション効果が得られます。しかし、静脈の還流に欠かせない胸郭があまり動かないので、呼吸力を高めるうえでは効果は不足します。

一方、胸郭を動かしている呼吸筋群をすべて作動させるのが「胸式呼吸」です。したがって、呼吸の力としては、胸式呼吸のほうが強くなります。

ただし、胸の筋肉群だけを動かして、横隔膜がしっかり上下に働いていない胸式呼吸だと浅い呼吸になり、これも静脈血をしっかり心臓へ戻すのには適しません。

両方の呼吸法の利点を合体させた呼吸法です

ひじ上げ深呼吸法は、従来の胸式呼吸・腹式呼吸という枠を取り払い、両方のよいところを合体させた呼吸法と言えます。

ひじ上げ深呼吸法では、胸郭と横隔膜の両方をしっかり動かすことを考えながら、ゆっくりと深い呼吸を繰り返します。こうした呼吸法は、呼吸力を最大限に高め、血液循環を促すうえで非常に有効です。

腹式呼吸と胸式呼吸

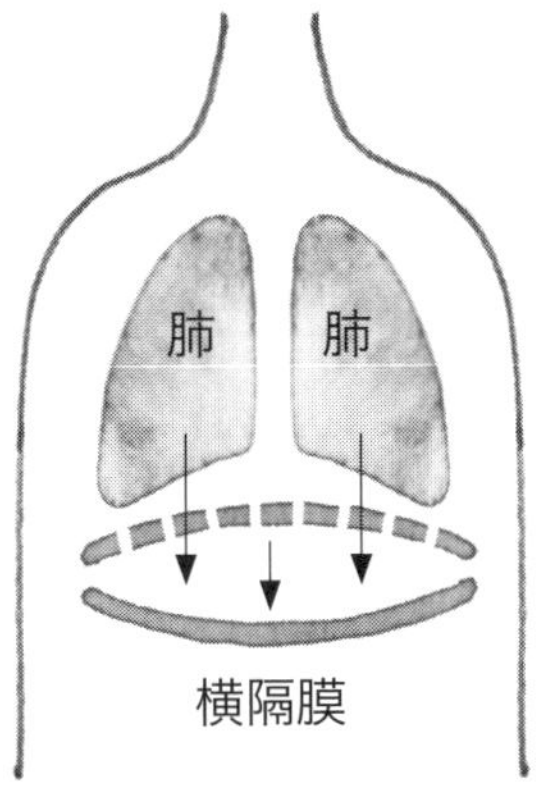

腹式呼吸

主として横隔膜の伸縮によって行う呼吸

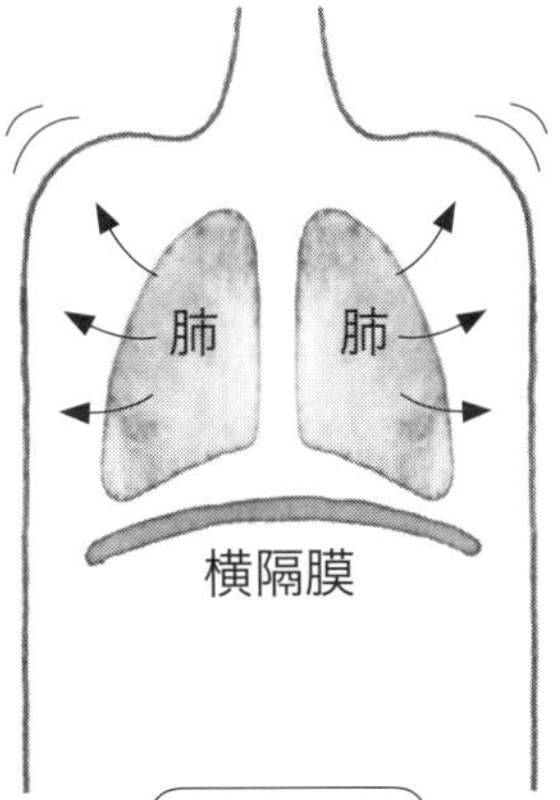

胸式呼吸

主として肋間筋による肋骨の運動によって行われる呼吸。女性では胸式呼吸が優勢であり、また安静時に一般に見られる

ひじ上げ深呼吸法をやってみましょう

ひじを上げることが胸郭と横隔膜を動かすポイントです

静脈の循環を促す呼吸を行うためには、胸郭と横隔膜を大きく動かす必要があります。ポイントは、両ひじを動かすこと。ひじ上げ深呼吸法の方法は次のとおりです。

1

背筋を伸ばし、鼻から息を深く吸い込みながら、両ひじを斜め上にゆっくりと上げて胸を大きく広げます。
これにより、胸郭が広がり、横隔膜が下がります。

↓

2

息を吸い切ったら、今度はおなかの中の空気をすべて出し切るイメージで、おなかをへこましながら口からフーッと息を吐き出し、両ひじをゆっくり下げて、手を前に伸ばします。
これにより、胸郭が縮まり、横隔膜が自然に上がります。

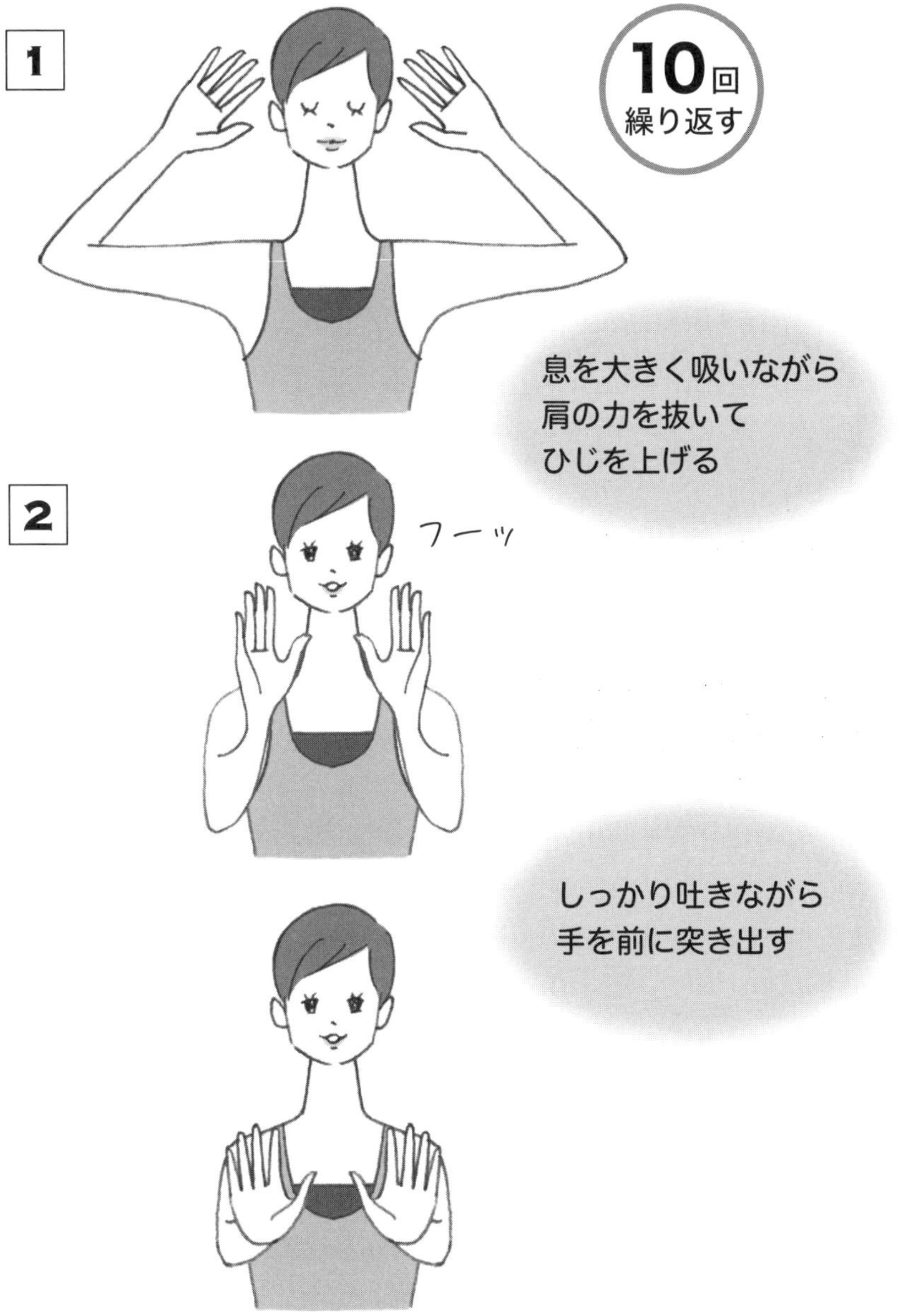
1
10回
繰り返す
息を大きく吸いながら
肩の力を抜いて
ひじを上げる
2
フーッ
しっかり吐きながら
手を前に突き出す

ひじ上げ深呼吸法にまつわるQ＆A

Q 息を思い切り吸い込むと、交感神経が活性化されて血管が収縮し、血流が悪くなる心配はないですか？

A 確かに、深く息を吸い込むと、心身を活動的にする「交感神経」が活性化して動脈が収縮します。しかし、吐くときに、おなかの底からゆっくりと息を吐き切ると、今度は心身をリラックスさせる「副交感神経」が活性化して、動脈が弛緩します。

ですから、ひじ上げ深呼吸法を繰り返していると、自律神経（交感神経と副交感神経）のバランスが整い、本来の血液の流れが戻ってきます。

Q ひじ上げ深呼吸法は、1日何回くらいのペースで行うとよいですか？

A ひじ上げ深呼吸法は、1日に何回行っても構いません。
定期的に行うのであれば、体の生理的なリズムを考えると、朝と夜にそれぞれ10回ずつ行う習慣を身につけることをおすすめします。日中も、仕事や家事の合間に気がついたときに行うと、より効果的です。
1回ずつしっかり行うと、かなりの運動量になります。

Q ひじ上げ深呼吸法を長く続けていたら、ハンドベインは治りますか？

A 最初のうちは、ひじ上げ深呼吸法を行っても、短時間で元の状態に戻るでしょう。それでも定期的に続けていると、少しずつ改善されていくことは期待できます。
血行がよくなるので、定期的に行っている方からは、ハンドベインについてだけでなく、「首や肩のコリが楽になった」「手先の冷えが気にならなくなった」といった声もあります。正しい呼吸法が身につくと、全身の健康状態にもよい影響が出てくると思われます。できるだけ続けることをおすすめします。

プラスアルファのエクササイズ①

両手ブラブラ&グーパー

ひじ上げ深呼吸法とあわせて行うと効果的です

ハンドベインの改善・予防には、ひじ上げ深呼吸法を毎日続けるだけでも、ある程度の効果が期待できます。

ここではさらに、ひじ上げ深呼吸法にプラスして行うと、より効果的に静脈を元気にできる、プラスアルファのエクササイズをいくつか紹介します。

簡単なものばかりなので、家事や仕事の合間はもちろん、パートなどの休憩時間やスマートフォンを使っている途中でも行うと、心身のリフレッシュにも役立ちます。

日中の空いた時間に行い、朝と夜にひじ上げ深呼吸法を行ってもいいですし、エクササイズの最後に、ひじ上げ深呼吸法を2~3回行って、呼吸を整えるのもよい方法です。

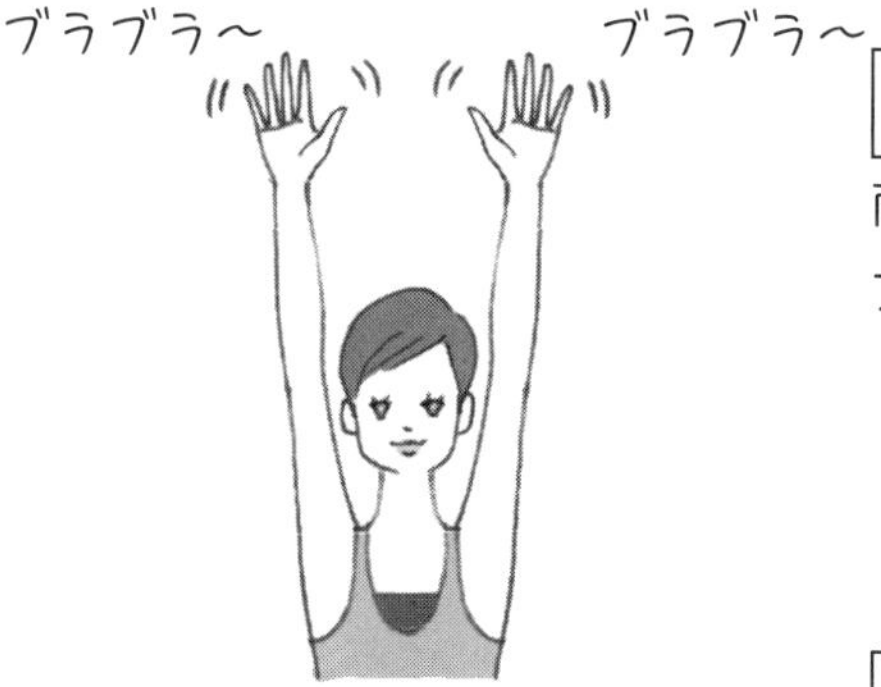

1

両手を上げて、手首から先をブラブラと振ります。

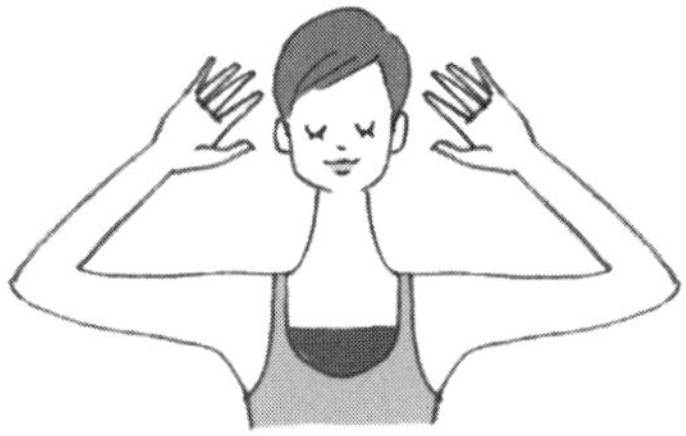

2

両手を下ろし、ひじ上げ深呼吸法を１回行います。

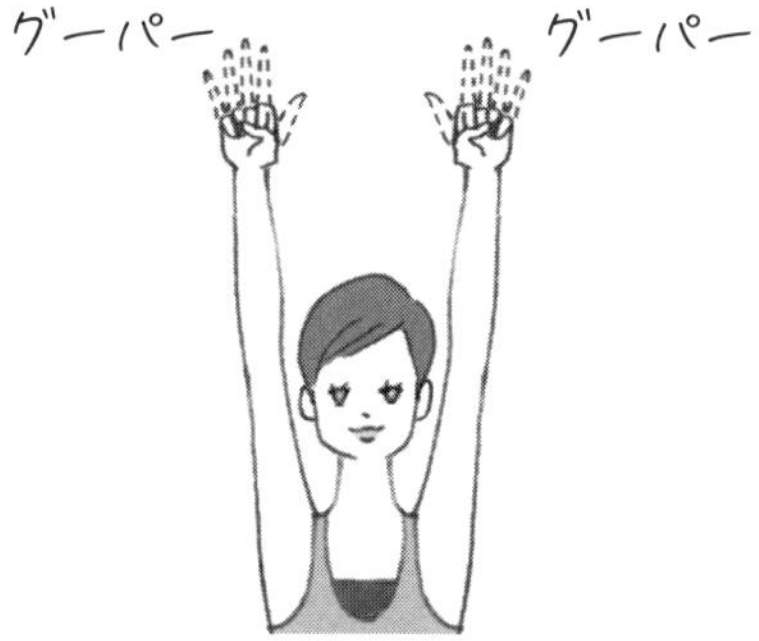

3

再び両手を上げて、今度は「グー」「パー」を約５秒間繰り返します。

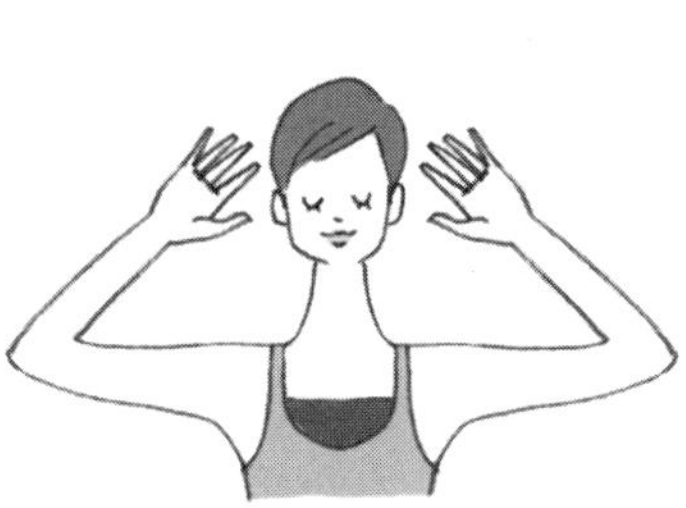

4

両手を下ろし、ひじ上げ深呼吸法を１回行います。

プラスアルファのエクササイズ②

両手を上に伸ばして息を吐き切る

加齢に伴う機能低下対策におすすめです

前項で紹介したような、手を上にあげるエクササイズは、重力の影響を利用して静脈の還流を促す方法です。

手の静脈は、足の静脈に比べて逆流圧の負荷は少ないですが、年齢を重ねるごとに還流の機能は衰えてきます。加えて、もともと静脈は血管壁が薄くて伸びやすいため、手の先のほうに血液が滞留しやすくなります。

手を上にあげるエクササイズを定期的に行っていると、重力の負荷が都度軽減され、加齢に伴う機能低下の進行を抑えるうえで有効と考えられます。

ここでもうひとつ、手を上に伸ばすエクササイズを紹介します。手を伸ばすときに、おなかの中の空気をすべて出すイメージで、息をゆっくり吐き切るのがポイントです。

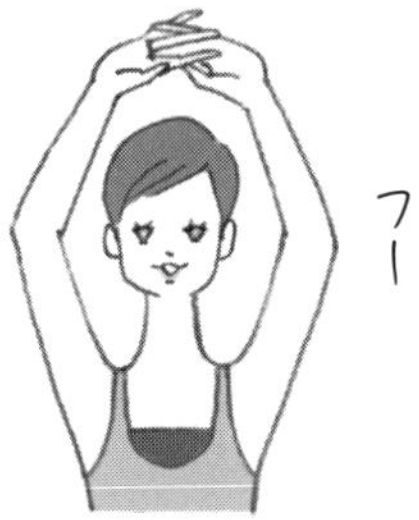

1

両手を組んで、ゆっくりと上げます。このとき、ゆっくり口から息を吐きます。

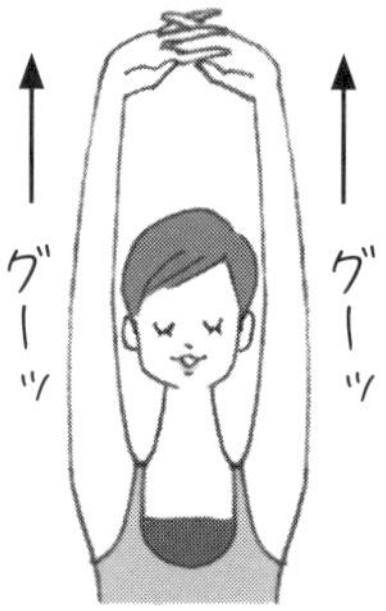

2

両手を頭の上で、息を吐き切るまでグーッと伸ばします。

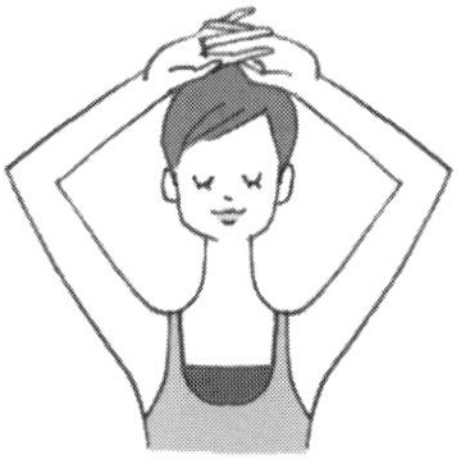

3

息を吐き切ったら、鼻から息を深く吸いながら手を下ろします。

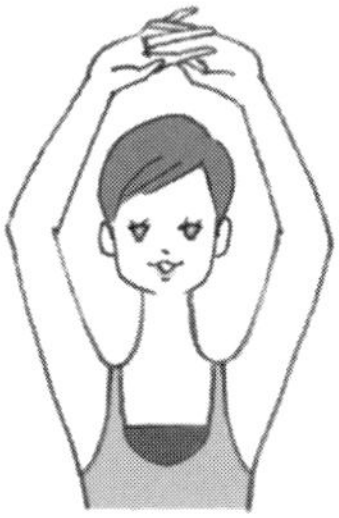

4

1～3を2～3回繰り返します。

プラスアルファのエクササイズ③

胸の呼吸筋を伸ばす

背筋を伸ばして深い呼吸ができるようにします

背中が丸くなっている猫背の人は、常に胸郭が圧迫され、横隔膜の動きも鈍くて、深い呼吸ができない状態になっています。

胸を広げるエクササイズは、呼吸法としても優れていますし、姿勢をよくするうえでも有効です。

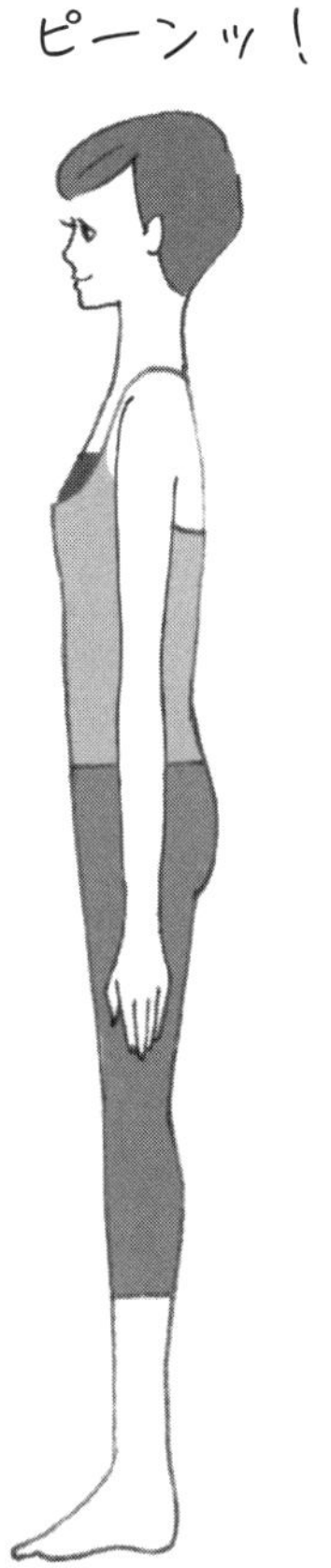

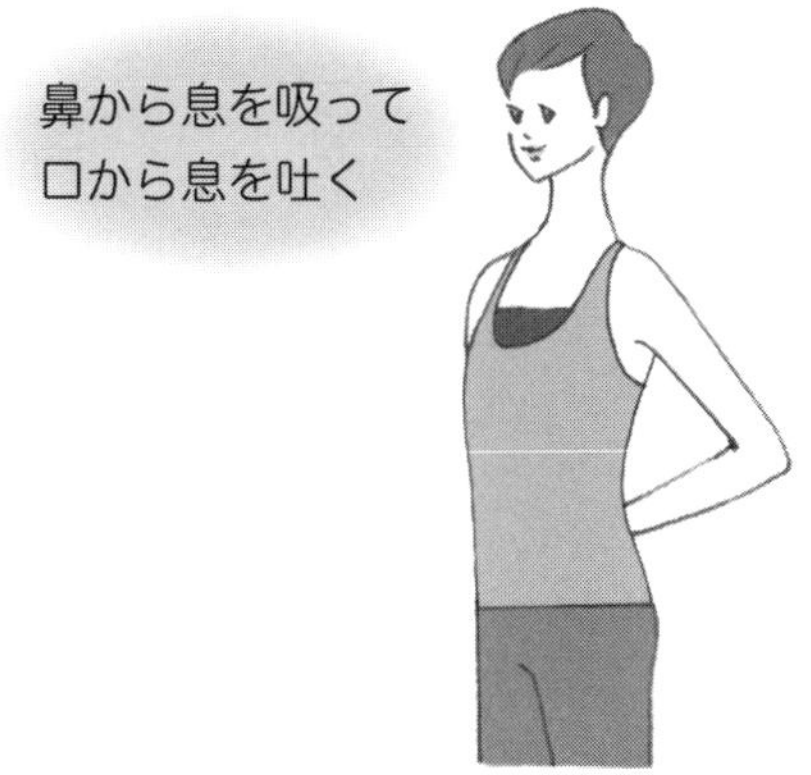
鼻から息を吸って
口から息を吐く

1

足を肩幅に広げて立ち、手を腰の後ろで組み、息を鼻からスーッと吸い込みながら、組んだ両手を後ろへ引っ張るように伸ばして、胸を大きく広げます。

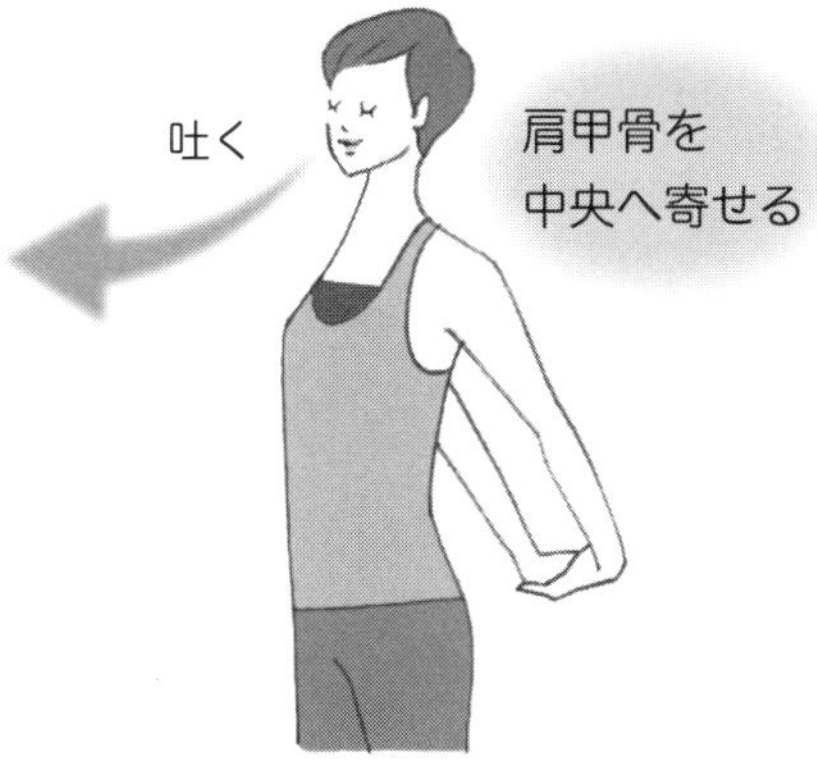
吐く
肩甲骨を
中央へ寄せる

2

息を充分吸い込んだら、今度は息を口からゆっくり吐きながら、腕を腰の後ろへ戻します。

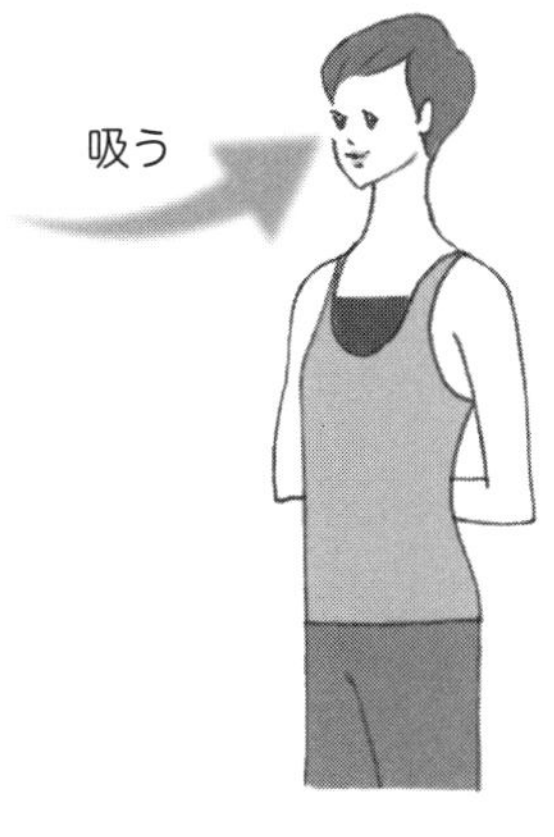
吸う

3

1 **2** を5～10回行います。

静脈を元気にするエクササイズ①

ウォーキング

手足の筋肉のポンプ機能を活性化します

血液循環をよくし、静脈を活性化するために、ウォーキングを行いましょう。

静脈血の循環は、足の血流が担っている部分が大きいので、ウォーキングで太ももとふくらはぎをポンプのように動かすと、動脈を含めて全体の流れがよくなります。

ただぶらぶら歩くのではなく、少しひざを高く上げて、ふくらはぎと太ももの筋肉を意識しながら歩きます。手も下にさげたままでは静脈に重力圧がかかるので、ひじを曲げて前後に大きく振りながら歩くようにします。こうすると、腕の筋肉もポンプのように働いて、ますます血流が促されます。

日中は紫外線対策をしっかり行い、手や腕が日焼けしないように注意しましょう。決して無理をしないことも、長続きの秘訣です。

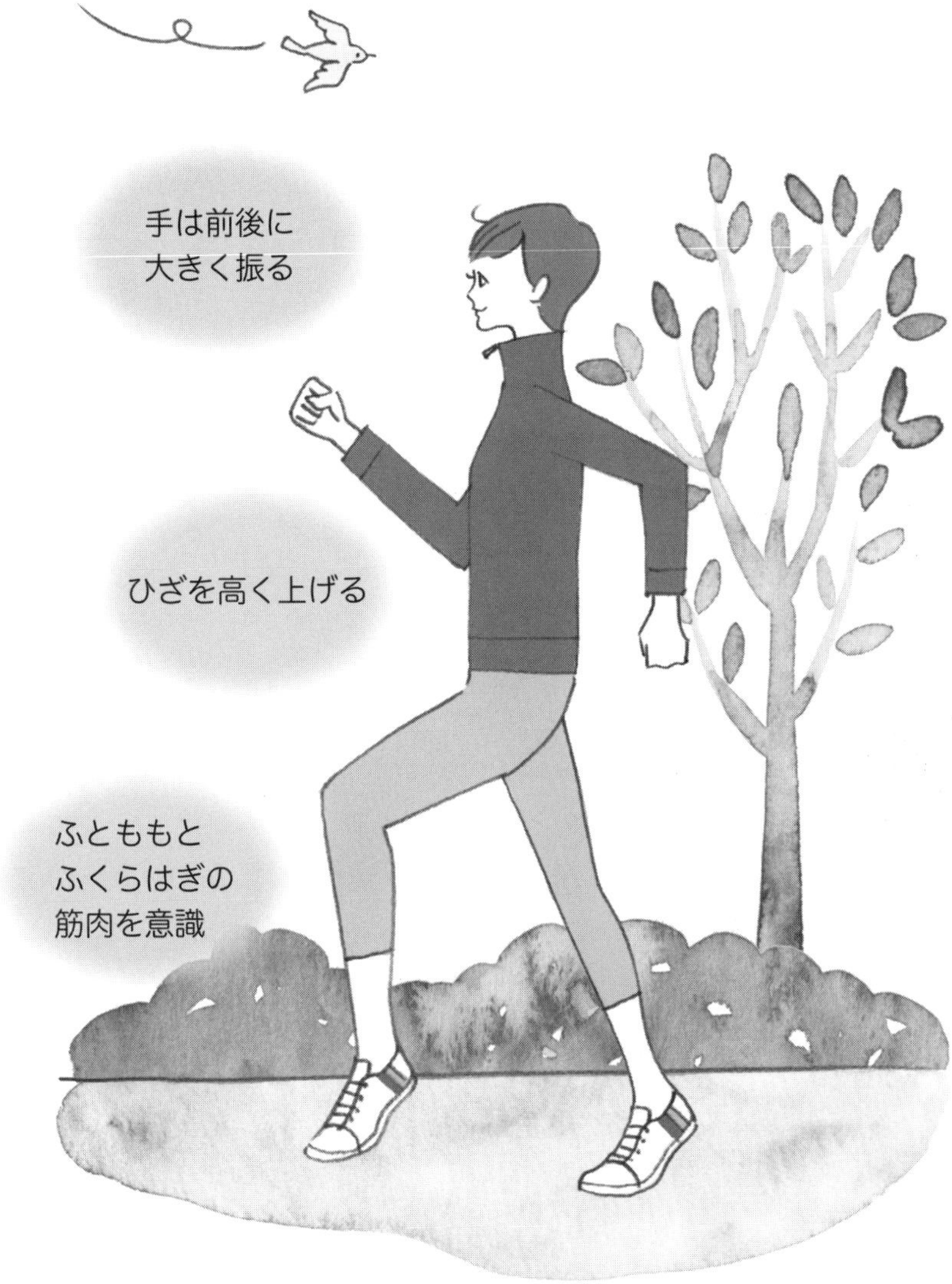
手は前後に
大きく振る
ひざを高く上げる
ふとももと
ふくらはぎの
筋肉を意識

静脈を元気にするエクササイズ②

その場歩き

無理なく続けられます

ウォーキングを定期的に続けることが難しい人には、屋内でできる「その場歩き」をおすすめします。その場で足踏みするだけですから、外に出られない日でもできますし、テレビを見ながら行うことも可能です。高齢の方の健康増進にも役立ちます。

方法はとても簡単です。

ひざが足の付け根と平行になるくらいまで高く上げ、手はひじを曲げて前後に大きく振りながら、その場で足踏みします。3～5分を目安にします。

高齢の方は、何かにつかまって行うほうが安全です。片手だけを振る、あるいは足踏みだけでも大丈夫です。その場歩きを終えたあと、ひじ上げ深呼吸法を行えば、血流促進とリラックス効果も得られます。

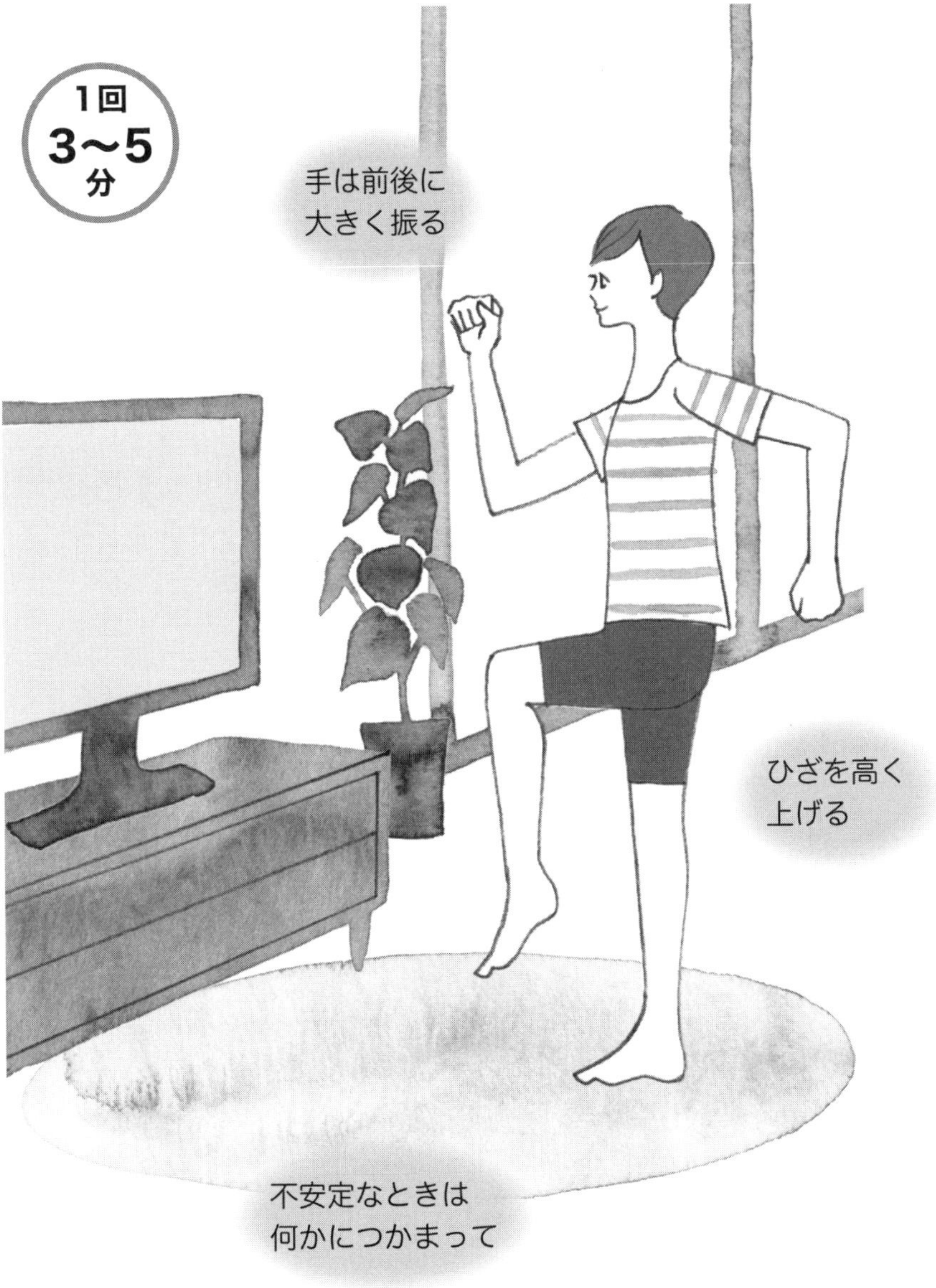
1回
3〜5分
手は前後に
大きく振る
ひざを高く
上げる
不安定なときは
何かにつかまって

静脈を元気にするエクササイズ③

手・腕のマッサージ

「指先から心臓へ」手をすべらしてマッサージします

手の指先から心臓へ向かって、つまり体のほうへ手のひらをすべらすようにマッサージすることも、静脈の流れを促すうえで大変有効です。

腕の表在静脈である尺骨《しゃっこつ》皮《ひ》静脈、橈骨《とうこつ》皮《ひ》静脈、上腕《じょうわん》静脈の分布（29ページ参照）を意識しながらマッサージすると、より効果的です。手の甲の静脈が特に気になっている方は、手の甲から前腕まで、思いついたらマッサージするようにします。

力は入れずに軽いタッチで行うのがコツです。日中は衣服の上からで構いません。お風呂に入っているときに行うと、入浴自体も全身の血流促進に役立ちますから、さらにおすすめです。体を洗うときや、入浴後にボディークリームやハンドクリームを塗るときも、「指先から心臓へ」を意識します。

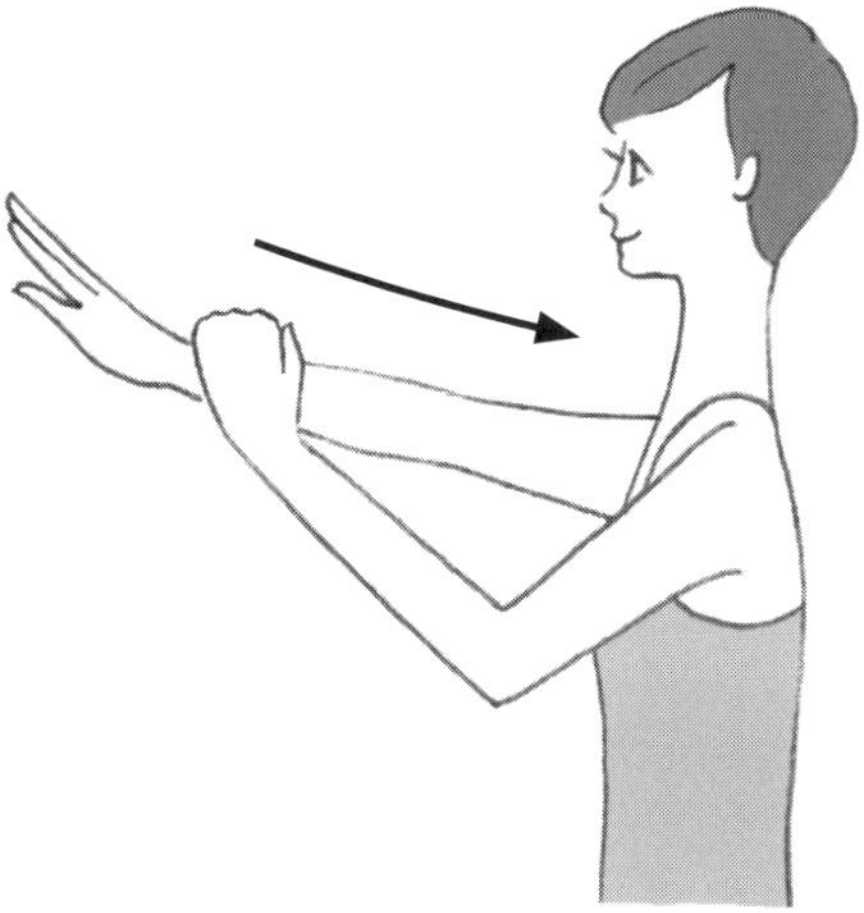

1

片方の手を斜め上にあげ、指先から心臓へ向かって、もう片方の手のひらをすべらせながらマッサージします（手を上にあげずに行っても構いません）。

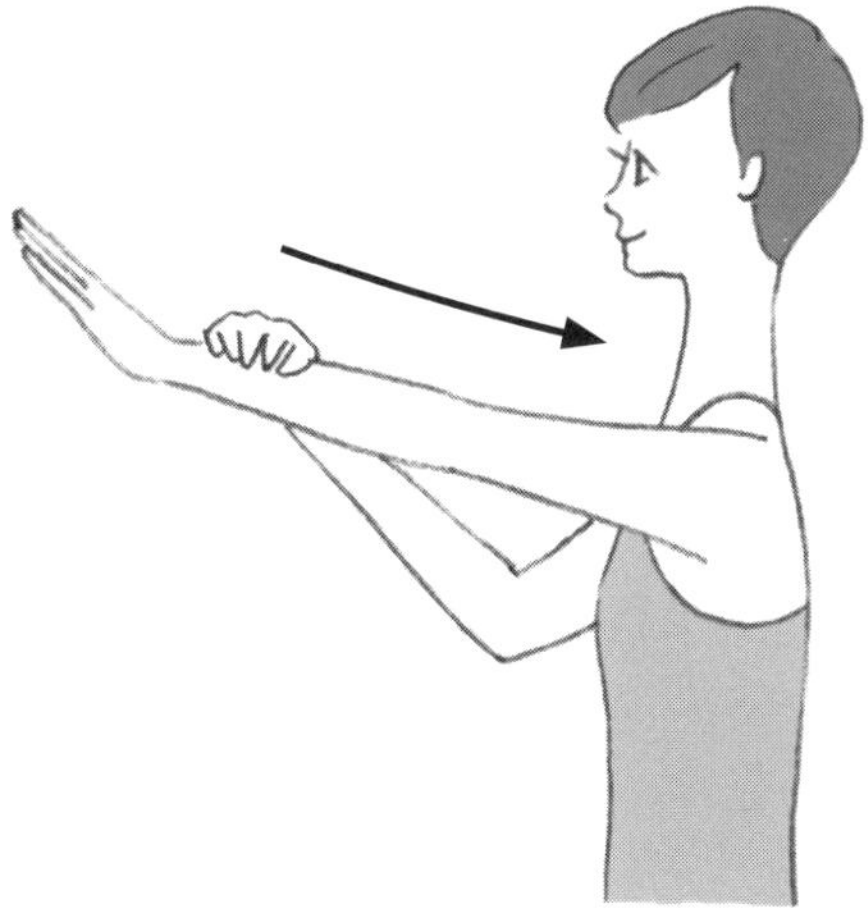

2

1 を2～3回繰り返したあと、反対の手も行います。

呼吸を活性化するエクササイズ

背中の筋肉を伸ばす

胸郭と横隔膜の両方を動かすことができます

呼吸には背中の筋肉も関係しています。ですから、呼吸をしっかり行うためには、背中の筋肉もストレッチするようにしましょう。

家事や仕事の合間に簡単にできる方法として、座ったままできるエクササイズを紹介します。

大きな風船を両腕で抱え、その風船が少しずつふくらんでいくようなイメージで、手を伸ばし、背中を丸めていきます。先に紹介した、手を上にあげるエクササイズとは違って、手を伸ばすときに息を吸うのがポイントです。

慣れるまでは少し難しいかもしれませんが、慣れてくると、背中の筋肉を気持ちよく伸ばしながら、胸郭や横隔膜を動かすことができるようになります。

1

胸の前で両手を組み、鼻から軽く息を吸い込んだあと、口から吐き切ります。

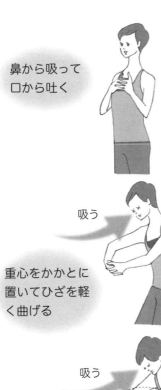

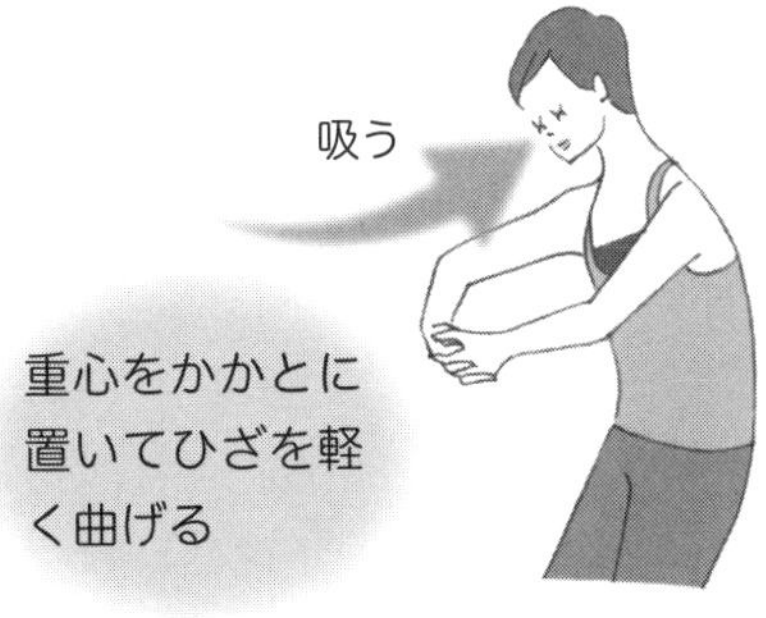

2

鼻から息を吸い込みながら、両腕を斜め下にゆっくり伸ばし、それに引っ張られるような感じで背中を丸めていきます。

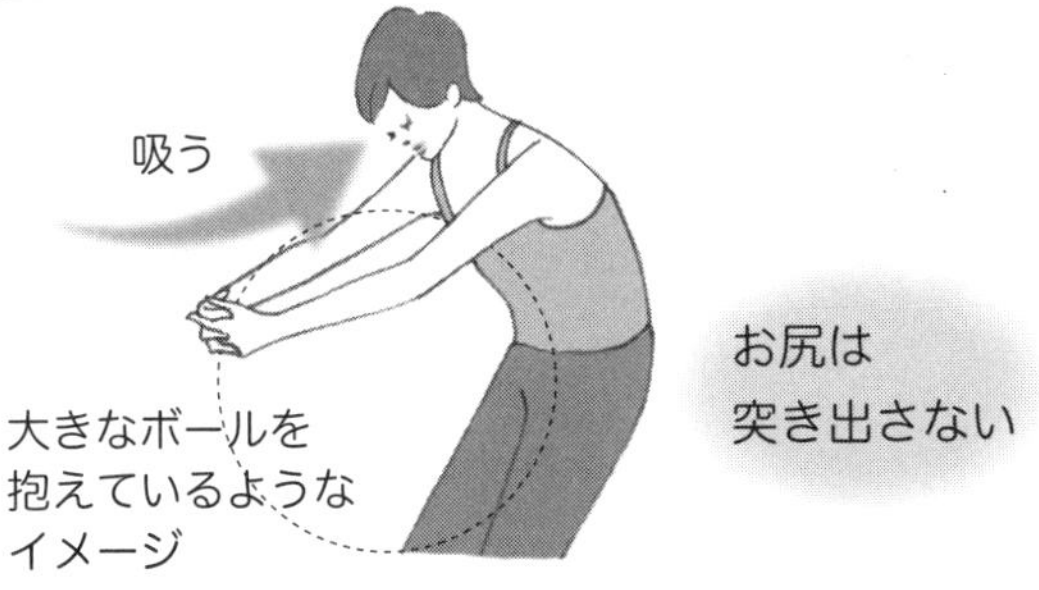

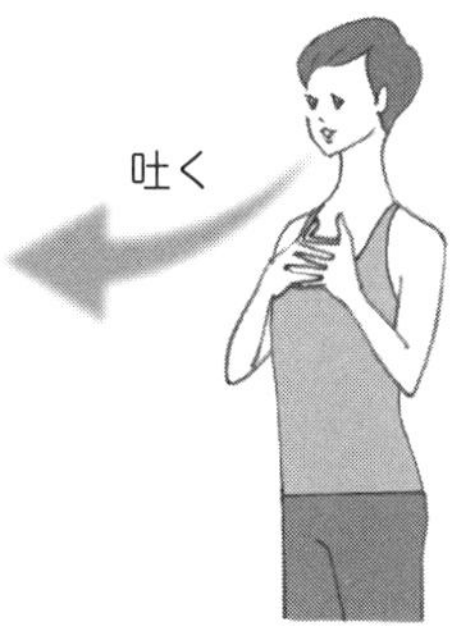

3

息を口から吐きながら、両手を胸の前に戻します。

リラクセーションのためのエクササイズ

呼吸法で心身をリラックス

ストレスが溜まりやすい方におすすめします

ストレスが溜まっていつもイライラしがちな方は、交感神経がずっと緊張して動脈が収縮し、血流が滞っている可能性があります。動脈の血流が悪くなると、静脈に血液が溜まりやすくなり、ハンドベインの引き金となります。

イライラを感じたときは、リラクセーション効果のある呼吸法がおすすめです。ここでは、誰でも簡単にできる調和道丹田《ちょうわどうたんでん》呼吸法の「緩息《かんそく》」を紹介しましょう。

調和道丹田呼吸法は、日本で考案された呼吸法です。横隔膜を充分に動かすことで血行を促し、肉体と精神を健全に保つことを目指します。その呼吸法のひとつである「緩息」は、心の安寧に効果があると言われています。

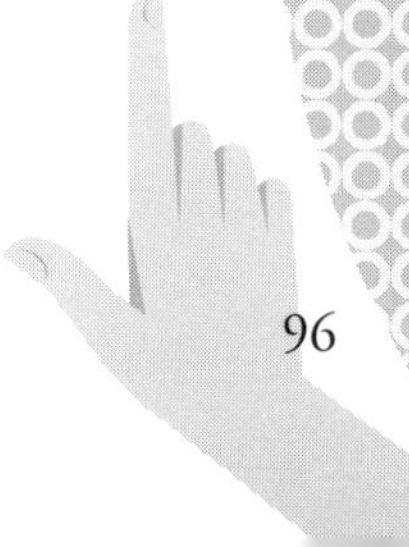

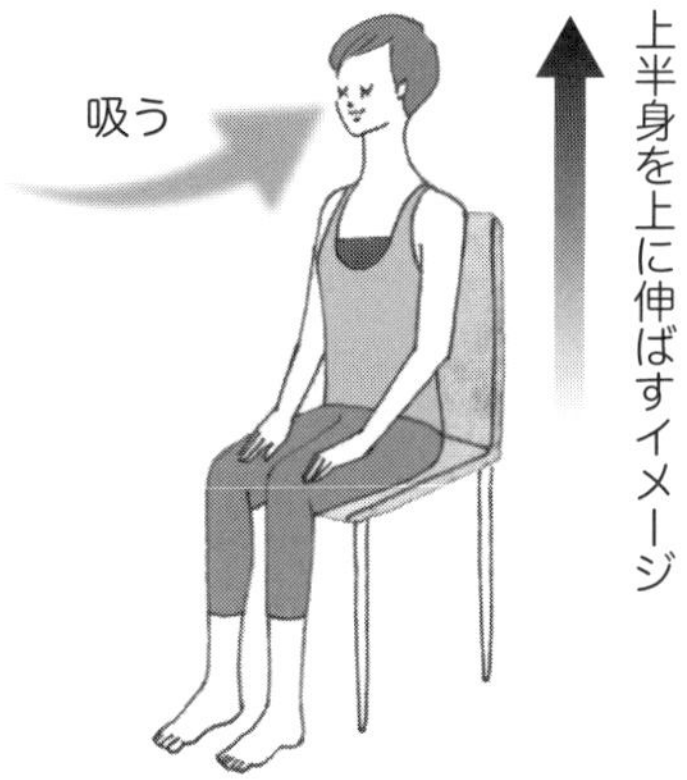

1

イスに浅く腰かけ、上半身を上に伸ばすようなイメージで、胸を広げ、鼻からゆっくりと息を吸います。

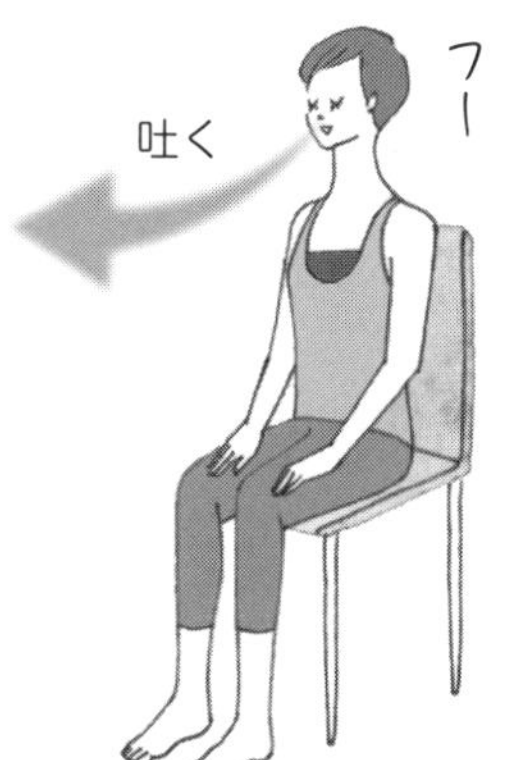

2

体の力を抜いてみぞおちを緩めながら、口からゆっくり息を吐きます。

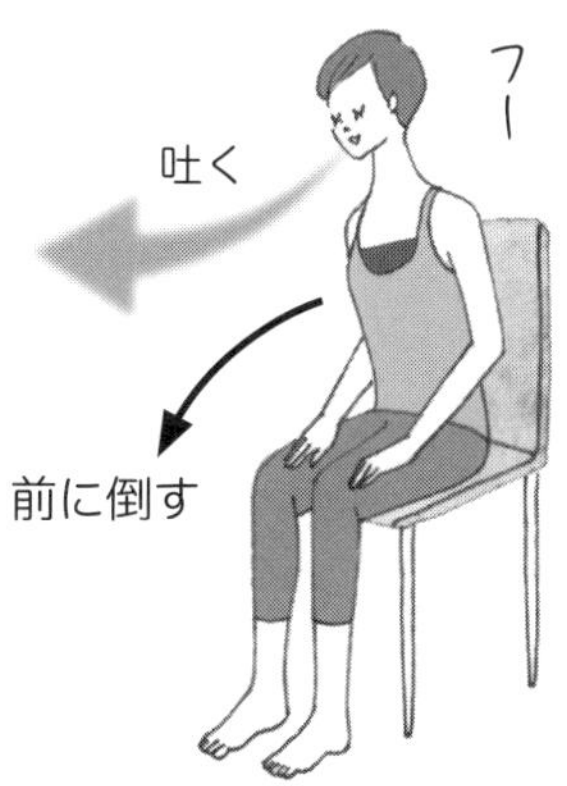

3

1 **2** を3回繰り返し、3回目は息をゆっくり吐きながら、上半身を少し前に倒していきます。最後まで息を吐き切ります。

手のマッサージにおすすめのアロマオイル

ハンドベインの改善・予防の一環として、手のマッサージを行うときは、静脈の活性化に役立つエッセンシャルオイル（精油）やハーブの効能を利用してみるのも、ひとつの方法です。

次に挙げる４つのものは、特におすすめです。

- サイプレス（西洋ヒノキ）……＞血管を引き締める。
- ゼラニウム……＞血流を改善する。
- ローズマリー……＞毛細血管を拡張して、局所の循環を改善する。
- カモミール……＞腫れや炎症を抑え、痛みをやわらげる。

その日の気分で使い分けてもいいですし、自分の好きな香りのもの、あるいは使い心地のいいものを見つけて、リラックスタイムを楽しむのもいいでしょう。

もちろん、何も使わずにマッサージしても構いません。自分がもっともストレスのない方法で行うのが、長続きのいちばんの秘訣です。

PART 5
静脈を元気にする毎日の習慣

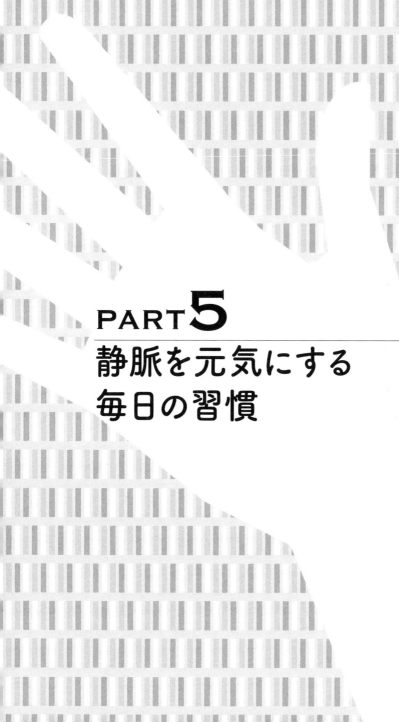

生活習慣の改善は万病に効果あり

◉悩みが解消すると心や体も元気になります

手や腕の血管のボコボコが軽減されると、みなさん輝くような笑顔になります。来院されたときは深刻な表情をされていた方たちが、治療を終えたあとには、「これで気兼ねなく半袖を着ることができます」「手を見るたびに感じていたストレスが解消されました」と言って、本当にうれしそうな表情で帰宅されます。

そうした姿を見るたびに、ハンドベインがいかにご本人にとって大きなストレスであったのかを痛感します。気にならない人からすると、「病気でもないのに気にしすぎでは？」と感じるかもしれません。私も最初はそうでした。

しかし、手や腕の血管が目立たなくなると気持ちも明るく元気になり、結果的に心身の健康によい影響が現れることを、患者さんたちから教えてもらったのです。

ひじ上げ深呼吸法・エクササイズ・生活習慣の改善を実践しましょう

ハンドベインは一度生じると、自然に治ることはほとんどありません。手や腕の血管を目立たなくするには、医療機関で治療を受けるという選択肢とともに、PART4で紹介した「ひじ上げ深呼吸法」を続けることでも、効果が期待できます。医療機関での治療に抵抗がある方は、ひじ上げ深呼吸法をぜひ実践してみてください。

とはいえ、ひじ上げ深呼吸法を行っても劇的で即効的な変化がなかなか生じないかもしれませんが、それでも、毎日続けるうちに血管の浮き上がりは、それ以前ほどは目立たなくなっていくでしょう。なぜなら、静脈に溜まっていた血液がスムーズに心臓へ戻るようになり、血液の滞留で水を入れた風船のようにふくらんでいた静脈が少しずつ縮小し、本来の機能を取り戻していくからです。

そこにさらに、自分に合ったエクササイズを加えていけば、より効果を実感しやすくなります。

加えて、食事と運動を中心とした生活習慣をしっかりと見直すことが、セルフケア成功の大きな決め手となります。

食習慣

セルフケア成功のカギを握るのは食習慣

◎静脈に対する栄養学的な研究が始まっています

ハンドベインを改善・予防するには、日常の生活習慣を見直すことがとても大切です。特に重要なカギを握っているのが、食習慣です。

私たちの体は、毎日の食生活で摂った食べものをもとにつくられています。静脈をはじめとする血管や血液の状態も同様で、食習慣の影響を大きく受けます。

血管を元気にする食事（栄養素）については、動脈に関するものはよく目にしますが、静脈に対する研究は、それほど進んでいないのが現状です。それでも、近年になって下肢静脈瘤《かしじょうみゃくりゅう》と栄養素の関係が注目されるようになり、研究報告も増えてきました。

私自身、食事の観点から下肢静脈瘤の改善を目指す書籍を、2016年に上梓《じょうし》しました。おそらく、一般書としては日本で初めての試みだったと思います。

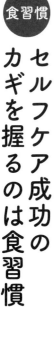

静脈を元気にする食習慣は全身の健康増進に役立ちます

ハンドベインと下肢静脈瘤は、発症の仕組みなどがまったく異なります。しかし、同じ静脈のトラブルですから、食習慣の影響については共通している部分が多くあります。

どのような食習慣が静脈に悪影響を及ぼすのか？ あるいは、どのような食品を選択すれば、静脈をいつまでも健康に保つことができるのか？

この2点について、日々の診療の中でも栄養学的な側面から患者さんによくお話ししています。

ハンドベインは病気ではありませんが、ハンドベインを改善・予防する食習慣を実践することは、全身の健康増進にも役立ちます。さらには、老化の進行を抑制する「アンチエイジング」にもつながります。

静脈を元気にする食習慣を支える食材は、どれも身近にあるものばかりです。具体的な食材を挙げて静脈との関係を説明していきますので、ぜひ毎日の献立の参考にしていただければと思います。

食習慣

拡張しやすい静脈を強くする食材

血管を丈夫にする主役はビタミンPです

加齢などによって静脈の壁が薄くなると、伸びてふくらみやすくなります。そこに血液が滞留し、手や腕の皮膚に血管が浮き出てくるのが、ハンドベインです。ハンドベインを改善・予防するには、静脈の壁をしなやかに保つことが最優先課題と言えます。

そばをはじめ、アスパラガス、イチジク、ナス、ホウレンソウなどに含まれている「ルチン」は、血管を丈夫にすると同時に、血中脂質の増加を改善して血液をサラサラにしたり、血流を促したりする作用があります。

同様の効果が、ゆずやキンカンなどの柑橘類《かんきつるい》の皮・袋・筋《すじ》に豊富な「ヘスペリジン」にもあり、ルチンとヘスペリジンはビタミンPと総称されます。

ビタミンBとDは血管の再生・成長・増殖に貢献します

肉類や魚介類、卵、乳製品に含まれるビタミンB群（ビタミンB_1、B_2、B_6、B_{12}、ナイアシン、パントテン酸、葉酸、ビオチン）は互いに協力しながら、エネルギー代謝や細胞の再生・成長促進に関わっています。

静脈の血管を丈夫にするうえで、ビタミンB群は心強い味方です。手の皮膚の若々しさを保つ原動力にもなります。

魚に含まれるビタミンDは、骨を丈夫にする栄養素として知られていますが、血中カルシウム濃度を一定に調整し、筋肉の収縮を健康に保つ働きもあります。これも、静脈の流れをよくするうえで役立ちます。

ビタミンDの豊富な食品としては、イワシ、サンマ、カジキマグロ、サーモン、しらす干しなどがあります。

ビタミンDを摂取したグループは、ビタミンDを摂取しなかったグループにくらべて、下肢静脈瘤の現出面積が縮小したという研究報告も出ています。ハンドベインの改善・予防にも大いに期待が持てます。

食習慣

血管の老化を防ぐなら「緑黄色野菜」

◎活性酸素による「酸化」が血管を老化させます

血管の老化を促す元凶として、「活性酸素」の存在があります。

活性酸素はとても不安定な分子構造をしている酸素で、血管内で発生すると、自らが安定するために血管壁から電子を奪います。「酸化反応」と呼ばれる現象です。酸化された血管壁は傷つき、炎症が起こります。活性酸素がたくさん発生し、血管壁の酸化が繰り返されると、動脈硬化が進行することが知られています。

一方、静脈の中でも活性酸素は発生し、血管壁を酸化します。静脈の血管壁は、酸化されることによって、動脈のように硬化する可能性もありますが、むしろ静脈壁が弱ってやわらかく伸びやすい状態になり、拡張することも問題です。

静脈の酸化を防ぐには、抗酸化成分の豊富な緑黄色野菜がおすすめです。

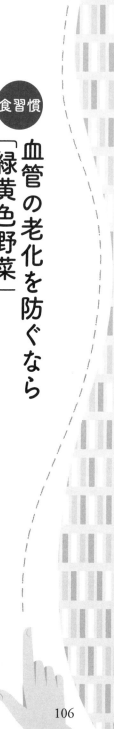

緑黄色野菜は抗酸化成分の宝庫です

緑黄色野菜は、抗酸化力の強い「ビタミンA・C・E」の補給源として有効です。ビタミンA（レチノール）は、抗酸化物質として活躍します。ビタミンAは卵やレバー肉などの動物性食品に多く存在しますが、ビタミンAが2つくっついたベータカロテンにも同様の効果があり、こちらはニンジン、モロヘイヤ、シュンギク、ホウレンソウ、カボチャなどの緑黄色野菜に豊富です。

ビタミンCは、活性酸素を捕まえて無害化する働きがあります。静脈壁を構成しているコラーゲンやエラスチンの合成を促す働きもあるため、静脈を元気にするうえで最適で、パセリ、ピーマン、モロヘイヤ、ブロッコリーなどに多く含まれています。

ビタミンEは、血管壁の脂質の酸化を抑えます。さらに、血流を促す働きもあります。モロヘイヤやカボチャなどの緑黄色野菜に豊富で、ほかにもウナギやサバなどの魚介類やナッツ類、米ぬか油などの植物油も有効な補給源となります。このほか、大豆イソフラボン、緑茶のカテキン、タマネギのケルセチン、ウコンのクルクミン、赤ワインのポリフェノールなどにも活性酸素を抑制する効果があります。

食習慣

血液をサラサラにして血流を促す食材

血液の粘度は絶えず変化しています

血液は、左心室→動脈→細動脈→毛細血管→細静脈→静脈→右心房→右心室→肺動脈→肺→肺静脈→左心房の順に全身を循環します。こうした流れをスムーズに保つには、血液がサラサラの状態であることが理想です。

しかし、血液中のコレステロール量や水分量、赤血球の硬さ、さらにはストレスなど、さまざまな要因で血液の粘度は時々刻々と変化しています。

血液の粘度が高まってドロドロしはじめると、静脈の還流に支障をきたすほか、途中で滞って静脈に溜まり、静脈の拡張につながる場合もあります。

ハンドベインを改善・予防するには、血液の粘度の高まりを必要最小限に抑えることも大切になってきます。

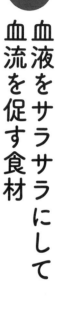

脂ののった青魚は多方面から血流を改善します

魚の油に豊富な脂肪酸のEPA・DHAは、血液中のコレステロールを減らすほか、赤血球をやわらかくして血液をサラサラにし、毛細血管のすみずみまで血液が行き渡るようにする働きがあります。血栓の形成を抑える効果も報告されています。

EPA・DHAは、魚の中でも脂ののった青魚に多く含まれていて、イワシ、マグロ、サバ、サンマ、アジ、ブリ、サーモンなどは、最良の補給源となります。

ニンニクやネギ、タマネギ、ニラなどに含まれる硫化アリルは、血栓の形成を抑えて血液をサラサラにするとともに、血液循環を改善する働きもあります。タマネギにはさらに、抗酸化物質のケルセチンも含まれており、静脈の拡張を防ぎ、赤血球をやわらかくする効果も期待できます。

そのほか、トウガラシやシシトウに含まれるカプサイシンや、果物や野菜に多い食物繊維のペクチン、ローズマリーやシソ、レモンバームなどに含有されているロスマリン酸、パイナップルやバナナ、ショウガなどに含まれるたんぱく質分解酵素のブロメラインも、血液をサラサラにする効果があることが知られています。

食習慣

女性ホルモンのバランス回復に「大豆食品」

30歳を超えた頃から女性ホルモンのバランスが変化します

ハンドベインの発生に女性ホルモンが関係していることは、PART2でお話ししました。

いわゆる女性ホルモンと呼ばれるものには、エストロゲンとプロゲステロンの2つがありますが、エストロゲンは静脈の壁や手の皮膚の弾力を生み出しているコラーゲンの合成を促す働きがあります。一方、プロゲステロンは、妊娠の成立や維持に欠かせないホルモンで、血管の拡張を促す働きがあります。

ところが、30代頃からエストロゲンは減少しはじめ、閉経を境に激減するため、両者のバランスが大きく変化します。その結果、皮膚のハリが失われて血管が浮き出てくると同時に、静脈が拡張しやすい状態になります。

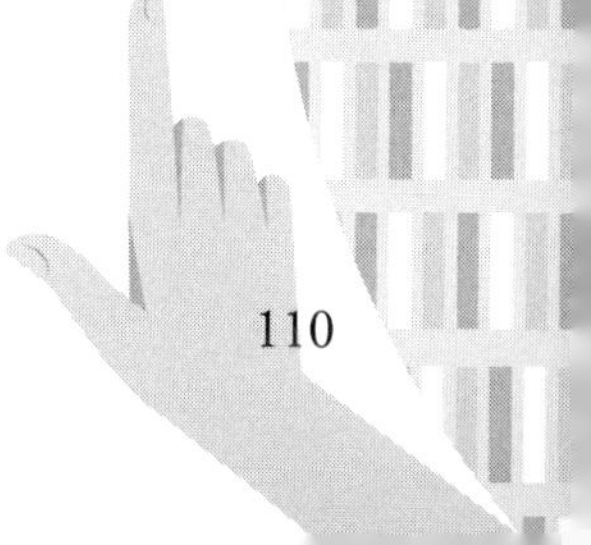

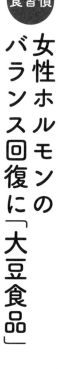

豆腐や納豆の常食でエストロゲンの減少をカバー

大豆には、エストロゲンと分子構造が似ている「大豆イソフラボン」という成分が豊富に含まれています。

大豆イソフラボンは、植物性エストロゲンとも呼ばれ、体の中に入るとエストロゲンに似た作用をすることが知られています。そのため、30歳以上の女性は、大豆を食べることでエストロゲンの減少をある程度カバーできると期待されています。

大豆イソフラボンは、大豆のほか、きな粉や豆腐、おから、油揚げ、納豆、みそ、豆乳など、大豆を加工してつくったほとんどの食品に含まれています。

エストロゲンは作用が強いので、注射などで外部から投与すると副作用が生じるリスクが高いのですが、エストロゲン様の作用を持つ大豆イソフラボンを豊富に含んだ大豆や大豆の加工食品を食べる分には、「心配する必要はありません」と厚生労働省の資料にも記載されています。

大豆イソフラボンの豊富な食品は、日本の食卓ではお馴染みのものばかりです。おいしく食べて、いつまでも健康的な肌を保ちたいものです。

食習慣

便秘対策には食物繊維が豊富な食材を

◎便秘は腹圧を高めて静脈圧の上昇を促します

慢性的な便秘症の人も、静脈が弱っている可能性があります。便が腸に溜まったまま、なかなか出ない状態が続いたり、排便時に強くおなかに力を入れたりすると、腹圧が上昇して、おなかを通っている大静脈（下大静脈）が圧迫され、静脈の内圧が高まります。

そのため、下肢静脈瘤の発生に便秘が関係していることはよく知られています。足の静脈の内圧が上昇して、逆流防止の弁が壊れやすくなるのです。手の静脈も、便秘による腹圧の上昇が繰り返されると、静脈圧の負荷によってだんだん弱っていくと考えられます。

手と足の静脈に負荷をかけないために、便通を良好な状態に保つことも大切です。

便をやわらかくして「かさ」を増す働きがあります

便秘の改善には、食物繊維の豊富な食品の摂取がとても有効です。

食物繊維には、水溶性と不溶性の2つのタイプがあります。

水溶性食物繊維は、腸の水分を吸収し便をやわらかくして排泄を促し、ネバネバの性質を利用して腸内の老廃物を吸着し、便として排出する作用があります。ワカメ、モズク、寒天などの海藻類をはじめ、バナナやアボカド、リンゴ、干しガキ、柑橘類の果物、さらにシイタケ、エノキダケ、マイタケなどのキノコ類が、この代表です。

一方、不溶性食物繊維は、腸の中で水分を吸収してふくらみ、腸壁を刺激して便を押し出す蠕動《ぜんどう》運動を促すと同時に、便の「かさ」を増す働きもあります。イモ類、ゴボウ、レンコン、ニンジンなどの根菜類のほか、インゲン豆、大豆などの豆類、さらに玄米、小麦などの穀類に、不溶性食物繊維は豊富に含まれています。

食物繊維には、血糖値の上昇を抑え、血液中のコレステロール濃度を低下させる働きもあります。これらも、ハンドベインの改善・予防に効果が期待できます。

食習慣

油脂類は「オメガ3系」がおすすめ

◎体内で合成できない「必須脂肪酸」が2つあります

食用油や食品中の脂質は、油脂類の主要成分である脂肪酸の種類によって、体内での作用が大きく異なります。

脂肪酸の分類法はいくつかありますが、常温で液体の「不飽和脂肪酸」に属する脂肪酸の中には、オメガ3系（α《アルファ》リノレン酸）、オメガ6系（リノール酸）、オメガ9系（オレイン酸）と呼ばれる3つのタイプの脂肪酸があります。

オメガ9系は体の中でも合成されるのに対し、オメガ3系とオメガ6系は体内では合成できません。オメガ3系とオメガ6系は、日常の食事で一定量を摂取していかなければ生命活動に支障をきたすため、この2つは「必須脂肪酸」と呼ばれています。食事などでできるだけ摂取したい油ということです。

オメガ3系とオメガ6系はココが違います

オメガ6系の油は、調理中に酸化・変性しにくいため、一般に広く使用されています。コーン油、紅花油、大豆油などがこれに当たります。血液中のコレステロールを減らす作用がありますが、過剰に摂ると善玉コレステロールまで減らすうえ、体内で炎症を起こしやすいことも知られています。

一方、オメガ3系の代表が、魚の油に豊富なEPAとDHAです。食用油では、アマニ油とエゴマ油があります。いずれのオメガ3系も、血液中のコレステロールと中性脂肪を減らし、血栓の形成を防いで、体内の炎症を抑える作用があります。

オメガ6系の油は、さまざまな食品に含まれていることから、必須脂肪酸といっても不足することはほとんどありません。むしろ、過剰摂取が懸念されています。

これに対してオメガ3系は、健康効果が高いにもかかわらず補給源が限られますので、現在の食生活においてはオメガ3系を積極的に摂り入れることをおすすめします。

ちなみに、オメガ9系の食用油としては、オリーブオイルがあります。これにも血液中の悪玉コレステロールを減少させる効果が確認されています。

食習慣

静脈圧の上昇を防ぐ「減塩」

塩分の摂りすぎは静脈の拡張を促します

塩分の多い食事を摂ると、のどが渇きます。これは血液中で過量となった塩分を薄めるため、体が水分を求めているサインです。外部から水分を補う一方で、汗や尿の量を減らし、体内から水分が出ていくのを抑えます。その結果、血液中の水分が増えて血液量が増大し、中心の深部静脈内の圧力が増し、手足の静脈の内圧も上がります。

塩分の多い食事をたまに摂る程度であれば、静脈圧の上昇は一時的なもので済みますが、日常的に塩分濃度の高い食生活を送っていると、静脈圧が上昇した状態が続き、静脈壁を外に広げる力がかかって、静脈が拡張していきます。

また、塩分の摂りすぎは、動脈の血圧上昇にもつながりますから、高血圧に伴う危険な合併症も起こりやすくなります。

自分で調理して薄味に慣れることが基本

日本では、以前にくらべると減塩に対する意識が高まっていますが、それでも日本人の塩分摂取量は、世界的に見ると際立って多い状況です。

WHO（世界保健機関）は、塩分摂取目標を一律1日5グラムとしていますが、厚生労働省が推奨している1日の食塩摂取量の目安は、成人男性が8グラム未満、成人女性が7グラム未満で、目安量がすでに世界標準を超えています。

しかも、国民栄養調査の結果を見ると、2017年の成人日本人の食塩摂取量は男性10・8グラム、女性9・1グラムで、男女とも目安量を大幅に超過しています。

しょう油やみそなど、伝統的に使われてきた調味料の塩分濃度が高いうえ、加工食品や出来合いの惣菜を食べる機会が多いことも、減塩を難しくしています。

塩分の摂取量を減らすには、スパイスや香味野菜、酢、だしの旨みなどを上手に活用しながら、少しずつ薄味に慣れていくのがコツです。スパイスや香味野菜は、静脈を元気にする効果のあるものが多いので、本章で紹介した食材を参考にして、おいしい減塩を実践してみてください。

食習慣

こまめな水分補給を心がける

水分が不足すると血液がドロドロになります

意識してこまめに水分を摂ることも大切です。水分の摂取量が不足すると、血液中の水分が減って血液がドロドロしはじめます。

血液がドロドロしていると血液の流れが悪くなり、静脈圧が高まります。その結果、手の静脈が不必要に拡張し、その中に血液が溜まって鬱滞《うったい》しやすくなります。これを放置すると、静脈が拡張したまま元に戻らなくなり、ハンドベインが生じてしまうわけです。

水分不足による血液粘度の高まりは、血栓症のリスク因子にもなります。足の深部静脈にできた血栓が肺に移動し、肺の動脈に詰まってしまう肺塞栓症（いわゆるエコノミークラス症候群）のほか、脳梗塞や心筋梗塞なども起こりやすくなります。

飲酒は脱水症状を招きます

私たちが1日に必要な水分摂取量の目安は、1・5～2リットルと言われています。ただし、年齢や体格、発汗量、さらに気温や湿度などによっても、水分補給の目安は変動します。

たとえば、意外かもしれませんが、お酒を飲むと体内の水分量は大幅に減ります。場合によっては脱水症状を引き起こす危険性もあります。脱水症状というのは、体内に入ってくる水分量と体外へ出ていく水分量のバランスが崩れた状態です。

アルコールには利尿作用があるうえ、アルコールを体内で分解するときに水分が消費されます。ですから、お酒で水分を補給しても、それを上回る量の水分が失われていきます。飲みすぎるとのどが渇くのは、このためです。

のどの渇きのほか、トイレへ行く回数が減ったり、尿の量が少なかったり、肌がかさついたりするなども脱水症状のサイン。すぐに水分補給が必要です。

就寝中にトイレに起きたくないからといって、夕食後に水分をほとんど摂らない方がいますが、血栓症を防ぐためにも、一定量の水分補給を心がけてください。

生活習慣

肌の乾燥ケア

◉手や腕の皮膚の「保湿」と「紫外線対策」がポイント

手の皮膚の乾燥や柔軟性の低下は静脈の浮き上がりを招き、ハンドベインを助長します。冬季は特に乾燥しやすいので、保湿のスキンケアに努めることが大切です。「まだ若いから大丈夫」と油断し、紫外線対策を何もしないまま、真夏の太陽の日差しに素肌をさらしていると、同年代の人より早くハンドベインが現れる可能性が高くなります。日焼けは皮膚の老化を促す元凶であることは、先に述べた通りです。

春季から夏季にかけての、特に紫外線が強い時季は、日焼け止めクリームなどで皮膚を保護したうえで、日傘をさし、UVカットの手袋やアームカバーをつけるなどして外出するようにしましょう。

日頃から手や腕の皮膚のケアに迅速に対応する意識が大切です。

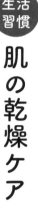

生活習慣

禁煙が原則

活性酸素が血管と血流に甚大なダメージを与えます

日本では、ここ十数年のあいだに、禁煙がかなり進んでいます。

タバコを吸うと、煙の中に含まれる成分に反応して、血液中に多量の活性酸素が発生します。これにより、血管壁が酸化されて炎症が起こり、動脈も静脈も大きなダメージを受けます。血管の老化が一気に進んでしまうのです。

血液の粘度も高まって血液循環に支障をきたすほか、血液中で酸素を運んでいる赤血球の機能が阻害されます。

長期にわたる喫煙はさまざまな臓器や組織に悪影響を及ぼし、がんや虚血性心疾患、慢性閉塞性肺疾患の引き金にもなると言われています。

静脈を守るため、ひいては全身の健康を守るためにも、禁煙は必須です。

生活習慣にまつわるQ&A

Q 静脈を元気にする栄養素は、サプリメントで摂っても同じ効果が得られますか？

A 食材から摂れる栄養素をサプリメントで摂取したときの効果は、動物実験レベルでは報告されているものもありますが、人を対象とした厳密な臨床試験で効果が立証されているものは、ほとんど目にしたことがありません。サプリメントの利用を否定するつもりはありませんが、やはり栄養素については、本章で紹介したように、その栄養素が豊富に含まれる食材から摂ることをおすすめします。

Q 下肢静脈瘤対策には「圧着（弾性）ストッキング」などを利用することもあるようですが、ハンドベインの場合も、そうした圧迫は効果的でしょうか？

A 下肢静脈瘤の場合は、足の甲または足首から、一定の圧がかかるような弾力性のあるタイツやストッキングをはくと、静脈の血流を促す補助になります。静脈圧を上げずに済むからです。

手の場合も、病的な原因で静脈が浮き出ている人は、手や腕にサポーターを装着すると、効果的な場合があります。手や腕に血管が浮き出ているだけで痛み・しびれなどの症状がない場合は、PART4のエクササイズと本章の内容を参考にセルフケアに努めることで、ハンドベインの改善・予防に効果が期待できます。

手足に適度の圧をかけるのはよいのですが、市販のボディースーツやガードルなどで、体の中心部分を極端に締めつけることは、手にも足にも好ましくありません。特に手や腕の場合は、足にくらべて表面の血管を流れている血流量が多いので、心臓に戻る血流が障害されやすくなります。

特にボディースーツで胸の辺りを締めつけると胸郭が広がりにくくなって、呼吸が浅くなります。血液を心臓へ戻す静脈の流れが、二重の意味で妨げられてしまうので、注意が必要です。

Q 阿保先生はどのような食生活を心がけていらっしゃいますか？

A 私自身は、ハンドベインの改善・予防というわけではなく、健康を維持するために、全身の血液の流れをよくする食習慣を心がけています。

本章で紹介した食習慣は、私が日常的に行っているものです。特にこだわっているのは、食事のときにいつも最初に野菜を摂ることと、できるだけたくさん野菜を食べることです。

朝食には、野菜や果物をミキサーにかけたスムージーを毎日飲んでいます。昼食はどうしても外食が多くなるのですが、それでも野菜料理は必ず食べます。夕食も、野菜をたくさん使った料理を1~2品摂るようにしています。

野菜は、いくら食べてもカロリーが過剰になることはまずないですし、食物繊維をたくさん摂れるので便秘予防にもなります。

こうしたこともあり、現在、心身ともにコンディションはとても良好です。クリニックでは時折、看護師が抜き打ちで私の血液採取を行うのですが、検査結果はいつも合格をもらっています。

おわりに

大学病院に勤務していた頃、私は「腫瘍外科・血管外科」と呼ばれる部署に所属していました。腫瘍外科の分野では消化器のがんの手術に明け暮れる一方で、血管外科の分野では大動脈瘤や閉塞性動脈硬化症といった〝動脈〟で起こる病気の治療を主に行っていました。その後、下肢静脈瘤という〝静脈〟の病気の治療に取り組むことになったのですが、当時、血管外科の中では、静脈というのは動脈の脇役のような捉えられ方でした。

というのも、動脈でトラブルが起こると、脳卒中や心筋梗塞のような生命に関わる重大な病気に発展するリスクが高いのに対し、静脈の病気は生命に関わることはほとんどないからです。

しかし、静脈の病気に取り組むようになってから、静脈のトラブルに由来する症状で悩まれている方がたくさんいらっしゃることに気づきました。

静脈のトラブルは、確かに生命に関わることは稀《まれ》ですが、静脈のトラブルに由来する痛みやしびれなどの諸症状のほか、見た目の問題で切実に悩み、ＱＯＬ（Quality Of Life：生活の質）が著しく下がっている方が本当に多いことを、日々の診療で実感したのです。

ハンドベインはその代表と言えます。

ハンドベインの治療を始めて10年以上が経ちます。その間、一人ひとりの患者さんの悩みにとことん寄り添い、笑顔を取り戻していただくことを目指して、当院独自の治療態勢を構築してきました。

本文でも述べたように、患者さんが悩んでおられる手や腕の血管のふくらみを、細かいところまで徹底して解消する一方で、患者さんの将来的なリスクを回避するために、手間がかかっても血管に内腔を残して血流を維持することを徹底してきました。

日本でハンドベインの治療を行っている医療機関は、私の知る限りではまだまだ少ないのが現状です。

研究会や学会もないので、私のところにほかの医師から直接問い合わせが入ることもよくあります。医師が患者として来院されたこともありました。そうしたときは、私の行っている「静脈を閉塞せずに細くする」ための血管内レーザー治療の方法を詳細にお伝えしています。

血管を塞がないようにしながら細くする治療法は、血管外科医としてある程度の実績がないと技術的に難しい部分もあり、手間もかかるため、私のお伝えした技術がどこまで忠実に踏襲されているのかはわかりません。

それでも、患者さんのことを考えると、この治療法が少しでも広まってくれることを願い、普及活動に力を尽くしています。

当院は2000年に開設して以来、日進月歩で進化する医療に対応しながら、患者さんの苦痛や悩みを解消するべく、新しい医療の開拓と、その実践を目指して診療に取り組んできました。その流れのひとつとして、ハンドベインの治療があります。

これからも、ハンドベインに悩む一人でも多くの方が笑顔を取り戻す契機となるように、患者さんの声にしっかりと耳を傾けながら、最良の医療を提供していきたいと考えています。

阿保義久

【著者紹介】
阿保義久（あぼ・よしひさ）

外科専門医・脈管専門医。北青山Ｄクリニック院長。
1965年、青森県生まれ。1993年、東京大学医学部卒業。東京大学医学部附属病院第一外科、虎ノ門病院麻酔科、三楽病院外科、東京大学医学部腫瘍外科・血管外科を経て、2000年に北青山Ｄクリニック開設。2004年、医療法人社団DAP設立。2010年、東京大学医学部腫瘍外科・血管外科非常勤講師。下肢静脈瘤の日帰り根治手術を発案したパイオニアとして、総治療実績は３万例を超える。現在は「日帰り手術」「予防医療」「アンチエイジング」を柱に、下肢静脈瘤を中心とした治療を行うほか、病気の発生を未然に防ぐための人間ドックや抗加齢医療などを積極的に提供。2009年からは、がんの遺伝子治療にも精力的に取り組んでいる。著書に『日帰り・レーザー・根治 下肢静脈瘤治療』『尊厳あるがん治療 CDC6 RNAi 療法』（以上、医学舎）、『下肢静脈瘤が消えていく食事』（マキノ出版）、監修書に『ながら筋膜リリース』（著：のぐち径大・あさ出版）がある。

北青山Ｄクリニック ホームページ
https://www.dsurgery.com/

「老《ふ》け手《て》」解消！
手・腕に浮き出る血管はこうして改善する

2020年２月12日　第１版第１刷発行
2024年９月17日　第１版第21刷発行

著　者　阿保義久
発行者　村上雅基
発行所　株式会社PHP研究所
京都本部　〒601-8411　京都市南区西九条北ノ内町 11
〔内容のお問い合わせは〕暮らしデザイン出版部 ☎ 075-681-8732
〔購入のお問い合わせは〕普　及　グ　ル　ー　プ ☎ 075-681-8818
印刷所　TOPPAN株式会社

ISBN978-4-569-84629-3